$Id \begin{matrix} 62 \\ 30 \end{matrix}$

OBSERVATIONS

SUR

LES FIEVRES

PUTRIDES ET MALIGNES.

OBSERVATIONS
SUR LES FIEVRES
PUTRIDES ET MALIGNES,
AVEC
DES RÉFLEXIONS
Sur la nature & la cauſe immédiate
de la Fievre:

*Par M. FOURNIER, Docteur en
Médecine de la Faculté de Montpellier,
de la Société Royale des Sciences, Médecin
penſionné de la Ville de Dijon, Médecin
des Etats Généraux du Duché de Bourgogne, & Inſpecteur des Eaux minérales &
médicinales, tant de France, qu'étrangeres.*

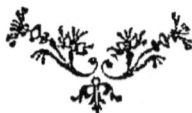

A DIJON,
Chez L. N. FRANTIN, Imprimeur du Roi.

M. DCC. LXXV.

A NOSSEIGNEURS,

NOSSEIGNEURS

LES ÉLUS

GÉNÉRAUX

DES ÉTATS

DE BOURGOGNE.

*N*OSSEIGNEURS,

*Un Ouvrage destiné au soulagement &
à la conservation des Habitans de la Province, ne pouvoit paroître que sous vos
auspices & votre autorité : Vous embrassez*

A 3

avec tant d'ardeur tous les objets du bien public, & vous les remplissez avec tant de succès, que votre sage administration assure constamment le bonheur & la tranquillité des Peuples confiés à vos soins. Si mon zele & mes services, NOSSEIGNEURS, ont déjà trouvé grace auprès de Vous depuis plus de vingt-cinq ans, & dans la Place dont Vous avez daigné m'honorer, & dans l'exécution de vos Ordres lors des maladies épidémiques qui se sont déclarées en divers temps dans toute l'étendue de cette Province, j'ose espérer, par ce travail & par de nouveaux efforts pour le soulagement des Pauvres, dont Vous êtes sans cesse occupés, de pouvoir mériter la continuation de votre confiance & de votre protection.

Je suis avec un très-profond respect,

NOSSEIGNEURS,

Votre très-humble & très-obéissant serviteur,

FOURNIER.

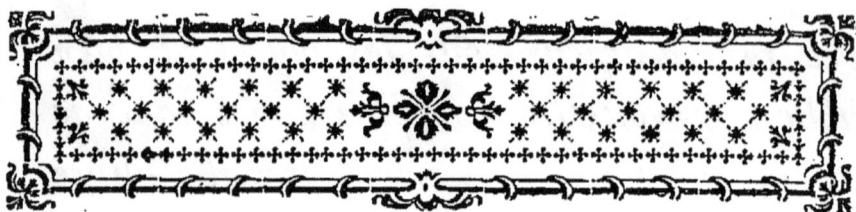

OBSERVATIONS

SUR LES FIEVRES

PUTRIDES ET MALIGNES,

Avec des Réflexions fur la nature & la caufe immédiate de la Fievre.

J'ÉTOIS occupé du recueil de ces Obfervations; je me hâtois même, fur la fin de
ma carriere, de le préfenter à une Ville qui
m'eſt devenue plus chere que ma Patrie,
comme le dernier tribut de la continuation
de mon travail pour fon fervice, & de mon
zele pour la confervation de fes Citoyens,
lorfque j'ai été chargé, par des ordres
fupérieurs, d'y ajouter les réflexions que je
pouvois avoir faites pendant cinquante-
quatre années de pratique de la Médecine, fur la nature de la fievre, & fa caufe

A 4

prochaine ou immédiate, toujours difputées, & toujours également livrées à l'incertitude & aux variations de la foule des fyftêmes publiés fur ce fujet. Je n'ai garde de prétendre, moins encore efpérer, avec la foibleffe & l'infuffifance de mes lumieres, un fuccès plus heureux que ceux qui m'ont précédé, dans la difcuffion d'une matiere auffi ténébreufe & auffi embarraffée; je me contenterai, pour marque de foumiffion, d'expofer mes conjectures, mes doutes, fondés fur l'arrangement de notre machine, la difpofition particuliere des mouvemens de fes organes, & qui feront en même temps appuyés de l'obfervation & de l'expérience.

On a été dans tous les temps fi perfuadé de l'importance & de la néceffité de pouvoir connoître la caufe de la fievre, qu'on n'a ceffé de travailler à cette découverte; il n'eft prefque point de maladie qu'elle n'annonce, qu'elle n'accompagne, qu'elle ne termine, ou, pour mieux dire, elle eft elle-même, felon quelques-uns, la maladie la plus dangereufe, & la plus fréquente qu'on ait à combattre, tandis que d'autres croient qu'elle doit être toujours regardée comme un effort falutaire de la nature, qui, menacée de fuccomber fous les obftacles qui l'embarraffent, tâche de fe délivrer de cette gêne, de les emporter & les détruire, en excitant dans nos organes des mouvemens plus violens & plus précipités.

Quoi qu'il en foit de ces deux différentes manieres de penfer, dont j'aurai occafion, dans la fuite de ce Mémoire, d'apprécier les avantages, ou en indiquer les inconvéniens; il eft inconteftablement certain que la fievre ne fe déclare jamais fans ces obftacles, fi fort connus fous le nom d'obftructions des capillaires, ou fans quelqu'engorgement, preffion & irritation qui en tient la place; qu'elle en eft toujours précédée, conftamment foutenue, & ne fe diffipe que lorfqu'ils ont été fuffifamment diminués, ou totalement emportés, pour difparoître avec elle.

Le confentement de tous les Médecins eft en cela unanime, & quand il ne le feroit pas, l'obfervation & l'expérience le démontrent fi pofitivement, qu'il n'eft pas poffible de fe refufer à cette évidence.

Il femble qu'après être convenus du rapport immédiat qui fe trouve entre les obftruffions & la fievre, ils auroient dû s'accorder fur la maniere dont elles peuvent la produire ; mais comme on tire fouvent du même principe des conféquences différentes, & quelquefois entiérement oppofées, ils ont été toujours partagés jufqu'ici fur cette importante matiere, & toutes les hypothefes qui fe font rapidement fuccédées, loin de répandre un nouveau jour fur les recherches de cette caufe, ont de plus en plus enveloppé les premiers traits de lumiere qui pouvoient les éclairer, & les conduire infenfiblement dans les véritables routes de cette connoiffance.

Plufieurs Médecins voulant établir la caufe de la fievre, & des différens phénomenes qui en dépendent effentiellement, fur des principes de méchanique & d'hydrau-lique, qu'ils n'avoient fans doute pas bien examinés ou compris, en ont fait une fauffe application aux forces mouvantes de notre corps, & aux vîteffes refpectives des fluides qui coulent dans nos vaiffeaux; ils fe font perfuadés que la vélocité des fluides, pouf-fés par la même force, augmentoit dans les vaiffeaux, à mefure que leurs orifices fe rétréciffoient, ou que les tuyaux voifins & collatéraux venoient à s'obftruer, & que cette augmentation de vîteffe devoit néceffairement produire la fréquence du pouls : mais il eft aifé de démontrer leur méprife, & la fauffeté de leur affertion.

1°. Les obftructions ou les obftacles à la circulation du fang, doivent abforber une partie de fa vélocité, & par conféquent la diminuer, felon toutes les loix inconteftables de la communication du mouvement: ainfi, loin que les obftructions augmentent par elles-mêmes la vîteffe du fang, elles ne peuvent au contraire que la rallentir.

2°. En fuppofant avec eux, ce qui eft évidemment faux, que dans l'obftruction de la moitié, fi l'on veut, des arteres capillaires, la vélocité augmentât du double, il ne pafferoit jamais, dans un temps donné, que la même quantité de fang, puifque la prétendue augmentation de vîteffe ne feroit que compenfer la diminution des orifices: donc la vélocité du fang, dans le cas des obftructions des capillaires, ne peut produire la fréquence du pouls.

3°. Il eft démontré, par les principes d'hydraulique, que la même quantité de fluide, tout étant d'ailleurs égal, ne peut paffer par des tuyaux, dont le calibre ou le nombre diminue, fans que les forces impulfives n'augmentent en même raifon du décroiffement du calibre, ou du nombre des vaiffeaux; ainfi en déterminant, comme ils le font, le même degré de force dans l'action du cœur, il eft impoffible que la vîteffe du fang puiffe augmenter par la diminution du calibre, & du nombre des vaiſſeaux obſtrués.

Les Animiſtes, ou les partiſans du pouvoir de l'ame, ne ſe contentant pas de celui qu'elle a ſur tous les mouvemens dépendans de la volonté & des ſenſations, ont encore voulu étendre ſon empire ſur toutes les fonctions, & la rendre ſouveraine abſolue du mouvement du cœur, & de tous les au-tres, ſoit naturels, ou contre nature, qui s'exécutent dans notre corps; de maniere que c'eſt, ſelon eux, la ſeule puiſſance qui agit, dirige, accélere ou retarde l'action & le jeu de tous nos organes.

Cette opinion très-ancienne, & adoptée depuis le commencement de ce ſiecle par des Médecins très-ſavans, eſt, à la vérité, fort ſimple & très-commode, puiſqu'elle a l'avantage de trancher le nœud de toutes les difficultés, ſans y avoir même touché, & de rendre raiſon, dans un mot, de tout ce qui ſe paſſe dans l'économie animale; mais il eſt queſtion d'examiner ſi elle s'accorde avec l'expérience, & ſi, parce que dans les différentes paffions dont l'ame eft agitée, le mouvement du cœur eft accéléré ou retardé, il s'enfuit que cette puiffance préfide conftamment à fes mouvemens, & les dirige dans tous les temps de notre vie.

1°. Le cœur de différens animaux, des grenouilles, des petits chiens, des tortues, féparé & ifolé de leur corps, mis & attaché fur une table, conferve & perfévere dans fes mouvemens ordinaires pendant vingt, trente heures; & vers les approches de leur diminution & de leur ceffation apparente, en le piquant ou le réchauffant avec l'eau chaude, ou telle autre liqueur, on prolonge pour quelque temps encore leur durée (1). Si ces expériences, à portée de tout le monde, & renouvellées tous les jours avec

---

(1) J'ai obfervé, avec un grand nombre de Meffieurs les Docteurs & Etudians, lors des expériences que je fis publiquement pour ma Differtation fur la Syncope, l'égalité des Siftoles & Diaftoles du cœur de plufieurs tortues, qui s'étoit foutenue pendant trente-fept heures, fans aucune diminution fenfible du mouvement dans cet organe.

le même fuccès, ne font point capables d'é-branler les Animiftes les plus obftinés, elles convaincront du moins ceux qui, dégagés de tout fyftême & de tout préjugé, recon-noîtront évidemment qu'il y a dans cet organe un principe d'action qui n'eft pas affujetti à la volonté, que la mort n'éteint point, qui fe conferve dans le tiffu des fibres, & fe ranime fans aucune communication avec le cerveau & les autres parties du corps.

2º. L'action & les mouvemens du cœur s'exécutent fans aucun acte de notre volonté, fans que nous nous en appercevions, pen-dant la veille comme pendant le fommeil : dans ce dernier état même, où le corps eft abandonné à lui-même, & à la feule difpo-fition des organes de la circulation, fon mouvement eft toujours plus fort, plus égal & plus tranquille ; ce n'eft pas, comme je l'ai déjà dit, que les affections de l'ame, & les différentes paffions qui la troublent, ne puiffent changer, & ne changent réellement

la régularité & l'ordre de fes mouvemens ;
ce qu'on n'éprouve que trop fouvent dans
les accès de colere, dans la terreur fubite,
le chagrin inopiné, ou dans les tranfports
de joie ; mais pour-lors l'ame commande,
ou eft forcée de commander aux agens qui
lui font fubordonnés, & dont l'irrégularité
& la violence, la lenteur ou l'accélération,
entraînent tout-à-coup une révolution générale dans notre corps. Mais pourra-t-on
jamais conclure, avec la plus foible apparence de raifon & de fondement, qu'une
puiffance qui n'opere que des changemens
momentanés, & par des effets fecondaires,
doit toujours diriger l'action d'un mobile,
qui exécute d'ailleurs fon mouvement d'une
maniere conftante, fans qu'elle en foit aver-
tie, & contre fes ordres même, fans qu'elle
puiffe s'y oppofer : donc la puiffance de
l'ame incorporée, eft bornée à la volonté
& aux mouvemens que l'impreffion des
objets peuvent faire fur elle, & par conféquent ne difpofe point de l'action du
cœur.   3°.

3°. Dans les compreſſions & les embarras du cerveau, où les facultés de l'ame ſont ſuſpendues, éclipſées, ou du moins ne préſentent aucune apparence, & ne donnent aucun ſigne de leurs opérations, le mouvement du cœur, non-ſeulement ſe ſoutient, mais encore eſt très-ſouvent plus fort, plus régulier, que dans l'état de ſanté; donc l'action de ce principe vital ne dépend pas de notre volonté, & ne peut y être aſſujettie que dans les momens de trouble & de ſaiſiſſement inopiné de nos organes.

4°. Enfin, la divine ſageſſe auroit-elle jamais voulu confier aux écarts & à la violence de nos paſſions, un principe de vie qu'elles euſſent pu arrêter à tout inſtant, & donner à notre ame le funeſte pouvoir de détruire notre corps par le ſeul acte de ſa volonté?

. Le dernier ſentiment ſur la cauſe de la fievre, qui a été ſuivi par le plus grand nombre des Médecins, mais qui n'en eſt pas pour cela mieux fondé, ni plus conforme aux

B

regles d'hydroſtatique, l'attribue uniquement aux obſtructions des capillaires artériels & veineux, qui, s'oppoſant au cours ordinaire du ſang, le forcent de paſſer par les vaiſſeaux collatéraux libres & moins éloignés du cœur, abregent la route qu'il doit parcourir pour y arriver, & accélerent par conſéquent, diſent-ils, ſa vîteſſe néceſſairement ſuivie de la fréquence des contractions du cœur, & de celle des pulſations artérielles.

Quelques-uns même (1), pour établir de plus en plus cette augmentation de vélocité du ſang par ſa dérivation dans les branches collatérales, ont imaginé d'y joindre encore le paſſage de la partie lymphatique du ſang, qui ne pouvant couler dans ſes propres vaiſſeaux, obſtrués de préférence par la foibleſſe de leur tiſſu, paſſe ſous la forme rouge, dans les tuyaux ſanguins, ſans avoir éprouvé aucune di-

_____

(1) Fizes & ſes Sectateurs.

minution de fon mouvement dans les longs détours de fa marche ordinaire. Mais,

1°. Ce prétendu raccourciffement de la route du fang, eft évidemment faux, puif-qu'au contraire il abandonne par cette dé-rivation dans les collatéraux, la voie la plus directe & la plus courte, pour en prendre une plus tortueufe & plus longue, étant démontré par l'infpection anatomique & la diftribution naturelle des vaiffeaux, que leur fection augmente, & leurs rami-fications primitives & fecondaires fe mul-tiplient à mefure qu'elles s'éloignent de la direction du tronc qui les fournit, de ma-niere que le fang qui coule dans un tronc donné quel qu'il foit, ou dans les rami-fications primitives immédiatement corref-pondantes au tronc, parcourt toujours un efpace plus court que s'il paffoit par tout autre canal, ou par les branches latérales; donc la vélocité du fang ne fauroit être augmentée par cette nouvelle dérivation, & conféquemment la fréquence des con-

tractions du cœur & du battement des arteres, ne peut être déduite de ce principe.

2°. Dans la suppofition fauffe que le
fang, en paffant par les vaiffeaux collatéraux en conféquence des obftacles, abré-
geât fon chemin, s'enfuit-il que la même
quantité foit conduite au cœur avec plus
de vîteffe ; comme fi un corps étoit obligé
d'aller plus vîte, parce qu'il enfile un chemin plus court ? Ainfi l'augmentation de la
vélocité du fang, par fa dérivation dans
les vaiffeaux collatéraux, ou celle du reffort des vaiffeaux en conféquence des obftructions, les forces impulfives étant toujours les mêmes, font également impoffi-
bles ; ce qui a été déjà évidemment démontré par M. Sauvages, dans fa Differtation fur la caufe de la fievre.

La diverfité de ces opinions & de plufieurs autres que je paffe fous filence, les
paralogifmes & les contradictions mani-
feftes qu'elles renferment, ne prouvent que
trop combien on eft encore éloigné de la

folution du problême. On a voulu raffem-
bler fous un même point de vue, la caufe
& les effets de la fievre, les déduire d'un
même principe, & fouvent en féparer ou
divifer les différens accidens immédiatement & néceffairement liés entr'eux : l'efprit de fyftême eft toùjours un maître im-
périeux qui dédaigne les fecours oppofés
à fes premieres idées, & fe tient obftiné-
ment affervi fous le joug de celles qui ont
commencé, & paroiffent foutenir l'édifice
de fa prévention. Les principes certains fur
le mouvement de nos folides & de nos
fluides, l'obfervation & l'expérience peuvent feuls tracer la route qu'on doit tenir,
& les écueils qu'on doit éviter dans la re-
cherche du méchanifme de la fievre : c'eft
avec ces guides que j'avancerai dans le
détail des propofitions & des corollaires
fuivans, pour pouvoir du moins le reconnoître de plus près qu'on ne l'a fait jufqu'ici.

PREMIERE PROPOSITION.

On ne fauroit fe rapprocher de la caufe de la fievre, fans jeter un coup d'œil fur le général de la circulation, & particuliérement fur l'action des forces mouvantes qui la produifent & la perpétuent.

Le fang entrant dans les ventricules du cœur, détermine par fa maffe & fon impulfion, l'écart de ces mêmes ventricules, qu'on appelle diaftole ou dilatation; ces ventricules venant enfuite à fe refferrer, forment la fiftole ou contraction du cœur, qui pouffe le fang dans les troncs artériels.

Le fang pouffé dans les arteres, y produit le même effet que dans les ventricules; c'eft-à-dire, les dilate, les force; & cette impulfion ceffant, les arteres reviennent fur elles-mêmes, & renvoient le fang dans les tuyaux de communication.

Ces deux mouvemens, & dans le cœur & dans les arteres, s'exécutent conftamment pendant tout le temps de la vie, avec cette feule différence, que les arteres font dilatées dans le temps que le cœur fe contracte pour donner paffage au fang qui en eft chaffé, & qu'elles fe refferrent & fe vuident lorfque le cœur fe remplit.

Ce paffage alternatif du fang dans les tuyaux artériels, ne l'eft pourtant pas dans les veineux ou les tuyaux de communication qui en reçoivent, foit dans la dilatation, foit dans la contraction des arteres; ce qui a été évidemment démontré par mon fils, Médecin de l'Hôpital de la Marine au Port de Breft, dans fon Mémoire fur la caufe du battement des arteres, inféré dans le Journal de Médecine du mois de Juillet 1774 : car, 1°. les tuyaux étant pleins, & leur continuité ou communication inconteftable, une nouvelle quantité de liquide ne peut y être pouffée, fans que les colonnes qui compofent la maffe, ne foient forcées d'aller en avant; par conféquent les veines en reçoivent une portion dans le temps de la contraction du cœur;

ou, ce qui eſt le même, dans le temps de la
dilatation générale des arteres : mais celles-
ci qui ont été dilatées, ne peuvent ſe reſ-
ferrer ſans que leur calibre ne diminue, &
que la portion du ſang employée pour leur
dilatation, ne ſoit pouſſée en quelque en-
droit : or, elle ne peut l'être que dans les
veines ou les tuyaux de communication ;
donc le ſang coule & paſſe dans les conduits veineux, & dans le temps de la dilatation, & dans celui de la contraction des
arteres : c'eſt cette uniformité d'écoulement
ou de paſſage de liquide, qui fait que nous
n'appercevons aucun battement ſenſible
dans les veines. 2°. On obſerve, avec le
ſecours du microſcope (1), que le ſang
coule toujours dans les tuyaux veineux,
d'une maniere égale & uniforme ; & l'ouverture de la veine préſente conſtamment
un écoulement continu & ſans interruption,
tandis que le ſang ſort de l'artere ouverte,

_____

(1) Lewenveck, Arcan. natur. Epiſt. 66, 67.

par jets & par fauts finchroniques à la contraction du cœur (1).

SECONDE PROPOSITION.

L'action du cœur eft continue dans tous
les inftans de la vie : conftamment renouvellée par le même principe qui la produit,
elle ne finiroit pas, fi des accidens étrangers à fa compofition, & le concours des
caufes qu'elle ne peut vaincre, mais qui lui
font pourtant néceffaires, ne travailloient
infenfiblement à la diminution de fon mouvement ; & fi enfin les élémens, tout ce
qui l'environne, & les paffions de l'ame ne
l'entraînoient dans la deftinée commune à
tout ce qui eft créé, & ne le conduifoient
par des moyens invincibles, à l'immobilité
& à la ceffation totale de fon action.

Les deux mouvemens de dilatation & de
contraction du cœur qui fe fuccedent fans
interruption, font produits par la contrac-

(1) Malpig. Opera pofthum.

tion fimultanée des fibres mufculaires de fon tiffu, fi admirablement difpofées par leurs différens plans, leur direction, leur entrelacement & leur appui, que les unes ne peuvent entrer en contraction, fans folliciter & entraîner les autres dans un pareil effort; de maniere que les fibres fpirales & courbées en arc, deftinées au refferrement des ventricules du cœur, fe contractant & devenant plus courtes pour opérer la fiftole, étendent néceffairement les fibres longitudinales qui, faifant effort pour revenir dans leur premier état par la contraction, changent à leur tour le diametre des fibres fpirales, les étendent & déterminent la dilatation des ventricules. Ainfi, l'inftant de la diminution ou de la fin de la contraction des fibres fpirales, eft celui du commencement de la réaction ou du raccourciffement des fibres longitudinales : c'eft par cette alternative de prolongement & de raccourciffement, & cette fucceffive augmentation ou de croiffement d'efforts par lefquels

ces fibres agiffent réciproquement & néceffairement entr'elles, que les mouvemens du
cœur s'exécutent & fe renouvellent fans
ceffe.

La contraction de ces fibres dépend de
deux forces : la premiere, qu'on peut appeller vitale, parce qu'elle ne fubfifte que
pendant la vie, & difparoît dans le corps
humain après la mort , & bientôt après
dans tous les animaux : la feconde eft celle
de reffort , d'élafticité inhérente à toutes
les fibres, par laquelle elles tendent à fe re-
mettre , lors de la diminution ou ceffation
de la caufe qui les étendoit. La force de
reffort , appellée phyfique par M. Hamber-
ger , eft abfolument différente de la force
vitale , quoique l'une concoure toujours
avec l'autre dans l'effort de la contraction
& de la dilatation du cœur.

Tout fe réunit à prouver que la force
vitale doit être attribuée au fang, & principalement au fluide nerveux, puifqu'une

expérience conftante démontre que les
vaiffeaux fanguins & les nerfs qui fe diftri-
buent dans les parties, & entrent dans la
compofition des fibres mufculaires, étant
dans leur intégrité, & le fluide nerveux ne
trouvant aucun obftacle dans fon paffage
& dans fon mouvement, fi les fibres mufculaires font irritées , étendues par quelle
caufe que ce foit , elles font un effort confidérable pour fe contracter, & fe contractent effectivement, à moins que la force
qui leur réfifte, ne foit fupérieure. Cette
tendance des fibres mufculaires à fe contracter , & leur contraction réelle, font
d'autant plus confidérables & rapides, que
la caufe irritante agit avec plus ou moins
d'énergie; tandis que fi les nerfs font ob-
ftrués ou liés, & que le fluide nerveux foit
intercepté, dès-lors les fibres mufculaires,
& la maffe du mufcle, ne font aucun effort
pour fe contracter, & font privées de ce
mouvement : donc la fource de la force

vitale dépend de la préfence & de l'action
du fluide nerveux ou de l'efprit animal,
quel qu'on veuille le fuppofer.

COROLLAIRE PREMIER.

Il fuit évidemment que le mouvement
étant une fois imprimé au cœur, fon action
doit continuer par la difpofition organique
des fibres qui le compofent, & du fluide
nerveux qui les arrofe, puifque les fibres
fpirales & courbées en arc, ne peuvent
fe contracter ou devenir plus courtes dans
le temps de la fiftole, qu'elles n'étendent
les fibres longitudinales qui, revenant dans
leur premier état par leur contraction, déterminent le même effet dans les fpirales
lors de la diaftole ; & par conféquent la
caufe occafionnelle & déterminante, qui eft
le fang, étant une fois donnée, il faut, par
une néceffité abfolue, que les mouvemens
alternatifs du cœur fe fuccedent & conti-
nuent jufqu'à l'interruption de la caufe

occasionnelle, & à la suspension de la cause efficiente.

COROLLAIRE SECOND.

Il suit encore avec la même évidence, que toute la masse musculeuse du cœur n'agit & ne peut agir dans la sistole, & que la contraction des fibres spirales est uniquement destinée à ce mouvement ; tandis que dans la diastole ou dilatation des ventricules, les seules fibres longitudinales font le même effort & la même fonction que les spirales dans la sistole ou la contraction du cœur : car il est contradictoire que les fibres agissent par la force vitale, & conséquemment devenant plus courtes & plus épaisses (comme il est démontré par toutes les expériences sur l'action musculaire), elles soient dans le même temps plus tenues & plus longues ; donc il est évident que lorsque les fibres spirales se contractent, les fibres longitudinales font étendues, &

vice versâ, par conséquent impoſſible que toute la maſſe muſculeuſe du cœur agiſſe dans le temps de la contraction, & dans celui de la dilatation.

COROLLAIRE TROISIEME.

Il ſuit enfin que toutes les fibres muſcu-laires irritées ou étendues, ſe contractent par une force eſſentiellement différente de la force phyſique ou du reſſort; & que le principe & la ſource de la force vitale qui opere les mouvemens du cœur, dépend du fluide nerveux comme cauſe efficiente, & du ſang comme cauſe irritante.

TROISIEME PROPOSITION.

Le même état des forces du corps, & les mêmes degrés de réſiſtance à la ſortie & au paſſage du ſang étant donnés, la force de la contraction du cœur eſt toujours égale à celle avec laquelle il a été dilaté; & dans la poſition des mêmes réſiſtances, la force de la dilatation & de la contraction du cœur eſt toujours proportionnée aux forces du corps. Comme la contraction du cœur ou le ſang qui en eſt pouſſé, détermine la dilatation des arteres , & que la force de leur contraction répond à celle avec laquelle elles ont été dilatées, il eſt évident que dans cet état, qui eſt celui de la ſanté, le mouvement du cœur & des arteres ſe ſuccédera dans le même rapport, & que le ſang circulera d'une maniere uniforme, puiſque les mêmes quantités de ce fluide paſſeront, dans un temps égal, par les conduits veineux, dans les réſervoirs du cœur, & qu'elles feront également pouſſées dans les tuyaux artériels, & dans tous les vaiſſeaux de communication.

Par la raiſon des contraires, ſi les forces du corps & les réſiſtances à l'écoulement & au paſſage du ſang, viennent à être changées par quelle cauſe que ce ſoit, il n'eſt pas moins certain que les mouvemens du cœur & des arteres éprouveront les changemens qui en ſont dépendans ; que la

marche

marche des fluides fera dérangée , leur diftribution inégalement faite dans les vaiffeaux , & par conféquent l'ordre de la circulation troublé ; ce qui conftitue l'état de
maladie & la fievre.

Plufieurs caufes appellées occafionnelles
ou antécédentes , telles que les obftruétions
des vaiffeaux , le retréciffement fubit de
leurs orifices , les ligatures , les preffions ,
les vives irritations , la morfure des animaux
venimeux , les exhalaifons malignes , &
autres de cette efpece , font capables de
produire ces changemens , & exciter le
trouble qui prépare & détermine la révolution fébrile ; parce que le fang accumulé
& gêné dans les vaiffeaux , oppofant une
plus grande réfiftance à fon écoulement &
à l'égalité de fa diftribution , il faut de toute
néceffité que les forces impulfives augmentent , ou bien que le cours du fang foit interrompu. Or , l'expérience nous apprend
que les forces mouvantes ou impulfives ,
c'eft-à-dire l'action du cœur & des arteres ,

C

augmentent toujours dans le cas d'obſtacles & d'embarras qui gênent ſubitement la circulation, à moins que les obſtacles & les réſiſtances ne ſoient portés au-delà de la force vitale & phyſique (car nos forces ſont limitées, & nos fluides ne coulent pas avec une facilité infinie): donc l'accroiſſement des réſiſtances à la circulation du ſang, excitera toujours l'action du cœur par la diſpoſition organique de cette puiſſance motrice, qui redouble néceſſairement ſes efforts lorſqu'elle eſt irritée ou gênée dans ſes mouvemens, & qui l'eſt toujours immédiatement & d'une façon inévitable, lorſqu'il y a quelque obſtacle ou quelque réſiſtance conſidérable à l'écoulement des fluides qu'elle doit pouſſer.

M. Sauvages, dans ſa Diſſertation ſur la fievre, ne veut pas ſe perſuader qu'on puiſſe établir pour ſa cauſe, les obſtructions des arteres capillaires, ſanguines & lymphatiques, ſoit directes ou latérales; parce que les obſtructions ou les arrêts des fluides

avec la diminution des orifices des vaiffeaux, diminuant par eux-mêmes le mouvement & la vîteffe du fang, ne peuvent
jamais produire cette accélération de vîteffe
qu'on obferve toujours dans la fievre, à
moins que l'ame n'augmente les forces &
l'action du cœur.

Il appuie fon fentiment d'une démonftration de M. Pitot, dont voici l'énoncé dans
les mêmes termes, pag. 113 de fa Differtation, imprimée dans la Statique des animaux de M. Hales.

Principe. Dans une pompe (& partant
dans toute autre machine femblable,
comme le cœur (1) des foufflets) la vîteffe
du fluide dans les ouvertures des clapets,
& dans les orifices, eft conftamment la
même, quelque changement qu'on y faffe,
pourvu que la force mouvante foit conftam-

_____

(1) Le cœur n'eft pas marqué dans la démonftration
de M. Pitot. M. Sauvages, qui le regardoit comme une
pompe ordinaire, a cru pouvoir l'ajouter.

ment la même, & le fluide de même gravité fpécifique. M. Pitot, Mémoire de l'A-
cadémie 1735, l'a démontré : d'où il fuit,
continue-t-il, que fi les derniers orifices
diminuent de moitié, & que la force qui
fait jouer le cœur, refte la même, la vîteffe dans ces derniers orifices reftera la
même.

La démonftration de M. Pitot eft inconteftable, & ne fouffre aucune difficulté,
fous le rapport d'une pompe ou de quelque
machine femblable, & fous celui d'un
fluide de même gravité fpécifique : mais
l'application que M. Sauvages en fait au
mouvement du cœur & à la nature de notre
fang, eft évidemment fauffe.

1°. L'action du cœur eft effentiellement
différente de celle de toutes les machines
imaginées ou forties de la main des hommes : celles-ci n'agiffent que par une force
phyfique de pefanteur, de reffort. Le plus
foible dérangement dans les différentes
pieces qui les compofent, ou le plus léger

obſtacle au deſſus de la ſomme des forces
employées, ſuſpend & arrête le mouvement de toute la machine : il n'en eſt pas
de même du cœur; c'eſt un mobile qui renferme un principe vital ſuperméchanique,
dont le mouvement redouble en étendue
ou en célérité, à proportion des obſtacles
qui lui ſont oppoſés; c'eſt une puiſſance
motrice, dont l'effort & l'action accroiſſent
ſelon les différens degrés de réſiſtance ou
d'irritation, comme il eſt prouvé par les
expériences faites ſur le cœur des animaux
ſéparé de leur corps : donc la force & l'action du cœur ne peuvent & ne doivent pas
être comparées aux forces des machines
ordinaires.

2°. M. Sauvages ſuppoſe que la force
qui fait jouer le cœur dans le cas des obſtructions, reſte la même, ou doit reſter la
même, & que la vîteſſe du fluide ne peut
être augmentée. Mais il eſt démontré par
l'expérience, que l'effort du ſang ſur les
parois de l'artere, & la force du pouls,

augmentent toujours entre le cœur & la réſiſtance, quoique la quantité du ſang ne ſoit pas augmentée dans les vaiſſeaux, & qu'au contraire l'effort du ſang & la force du pouls diminuent au deſſous de l'obſtacle ou de la réſiſtance: donc la force mouvante ne reſte pas la même, indépendamment de la volonté de l'ame.

3°. La démonſtration de M. Pitot détermine auſſi préciſément un fluide de même gravité & denſité ſpécifique, que l'état permanent de la force mouvante, pour fixer la même vîteſſe du fluide, quelque changement qu'on puiſſe faire dans la machine. Or, il eſt évident, par toutes les expériences faites ſur notre ſang, qu'il n'eſt point de même gravité ſpécifique en paſſant dans les différens tuyaux de notre corps, puiſqu'il eſt démontré au contraire que le ſang veineux eſt beaucoup plus rare & plus léger que le ſang artériel : il y a plus, la gravité & denſité ſpécifiques du ſang, ſont non-ſeulement différentes dans les troncs artériels & veineux, mais elles changent encore continuellement dans les ramifications artérielles, parce que celles-ci étant deftinées à charrier la matiere des fecrétions, qui font (comme tout le monde fait) d'une nature différente, felon les divers organes où elles font formées, il faut de toute néceffité que le fang qui la fournit par les rameaux artériels, ait auffi une différente gravité fpécifique, de maniere que dans certaines ramifications il ne paffe qu'une portion fanguine & lymphatique, dans d'autres quelques globules rouges, avec la partie lymphatique la plus groffiere, & dans quelques-uns des globules divifés avec la partie tenue de la férofité, felon le différent calibre des ramifications, & la confiftance de la matiere qu'elles conduifent aux organes fecrétoires : donc l'application que M. Sauvages fait de la démonftration de M. Pitot à l'action du cœur, & à la même gravité & denfité fpécifiques de notre fang, eft évidemment

C 4

fauffe, puifque les conditions font abfolument contraires dans le cas propofé.

Cette erreur a conduit néceffairement
M. Sauvages à une autre de la même efpece, fur le principe d'hydroftatique généralement reçu, que les vîteffes des fluides
font en raifon inverfe du calibre des tuyaux ;
car ce principe inconteftable fuppofe pareillement, comme la démonftration de
M. Pitot, des fluides qui confervent pendant leur mouvement & leur paffage dans
les tuyaux de communication, leur gravité
& leur denfité fpécifique. Or, il eft prouvé, & perfonne ne peut en douter, que le
fang artériel eft d'une gravité & d'une
denfité différente du fang veineux, & que
cette gravité & denfité changent encore
dans toutes les ramifications artérielles ;
ainfi ce principe d'hydroftatique certain
& évident dans la fuppofition d'un fluide
de même gravité & denfité, ne peut être
appliqué à notre fang, dont la gravité &
denfité varient dans les différens tuyaux.

COROLLAIRE PREMIER.

Il fuit, 1°. que les obftructions, les preffions, les obftacles à la circulation, qui,
par eux-mêmes, doivent plutôt diminuer
& rallentir l'action des forces impulfives
de notre corps, & par conféquent la vélocité des fluides (puifqu'un corps en repos,
ou qui a perdu une partie de fon mouvement, ne peut en communiquer une plus
grande quantité à une autre), augmentent
pourtant celui du cœur & de nos vaiffeaux, parce que ces obftacles à la circulation, & au plein effet de la contraction
du cœur qui la gouverne, follicitent par
leur maffe & leur irritation la force vitale,
& accélerent fon action, comme il fera
prouvé dans la derniere propofition, où on
établira la caufe prochaine & immédiate
de la fievre.

COROLLAIRE SECOND.

Il fuit encore qu'on ne parviendra jamais
à pouvoir déterminer la vîteffe du fang

dans les différens canaux qu'il parcourt, parce que cette vélocité varie, non-feulement en raifon des capacités & ouvertures des tuyaux, & de la multiplication des extrêmités artérielles, mais encore de la différente gravité-fpécifique du fang qui y paffe; de maniere que ces différentes circonftances ne pouvant être comparées & établies d'une maniere certaine, ou qui approche même de quelque certitude, la vîteffe abfolue & refpective du fang dans les troncs & les rameaux artériels, ni dans les tuyaux de communication, ne fauroit être fixée, quelqu'expérience qu'on puiffe faire, & quelque principe d'hydraulique & d'hydroftatique qu'on veuille y appliquer; on peut feulement affurer que le mouvement du fang eft très-rapide vers le cœur, foit qu'on le confidere dans les troncs veineux qui le verfent dans fes réfervoirs, foit dans les premiers troncs artériels qui le reçoivent. Il ne faut pourtant pas fe perfuader, comme quelques Auteurs le

prétendent, en conséquence des expériences faites sur les animaux vivans, que
la force & la vîtesse du sang qui le font
jaillir à la hauteur de cinq, six & sept
pieds, en ouvrant le principe de l'aorte,
soit telle & continue de même dans l'é-
tendue de ce tronc, & dans les premiers
rameaux qui en partent, cette force &
cette célérité sont tout-à-coup rallenties
par la plénitude des vaisseaux, la tension
des membranes artérielles, la résistance de
la masse du fluide, sa viscosité, & les frot-
temens qu'il éprouve dans son mouvement
projectil, elle est même si fort affoiblie
dans les dernieres artérioles, qu'elles ne
battent point, & ne doivent même avoir
aucun battement; de maniere que si la
simultanéité de pulsation dans les arteres
sensibles est démontrée, la suspension de
battement dans les capillaires artériels, est
également évidente; ce qui est prouvé par
l'expérience & le raisonnement.

1°. Si on observe avec le microscope

les extrêmités artérielles dans la grenouille, dans la queue des jeunes poiffons, & dans le lézard aquatique, on n'apperçoit aucune diaftole & fiftole, & le fang qui en fort coule, d'une maniere égale & uniforme, comme des conduits veineux.

2°. Si les capillaires artériels battoient, ils poufferoient le fang avec une impulfion alternative dans les racines veineufes, qui communiqueroit aux vaiffeaux la fecouffe de diaftole & de fiftole, ce qui troubleroit continuellement la circulation, & qui eft contraire à l'expérience : ainfi les capillaires artériels ne battent point & ne doivent pas battre ; mais cette force & cette célérité prefqu'éteintes dans les dernieres artérioles, par les caufes ci-deffus rapportées, fe renouvellent, augmentent fucceffivement dans les branches, les troncs veineux, & forment enfin un fecond torrent vers l'embouchure du cœur, pareil à celui que le fang donne à fa fortie dans le tronc de l'aorte. C'eft cette inégalité des

vîteffes refpectives du fluide paffant dans
les différens troncs, rameaux & extrêmités
artérielles, de même que dans les rameaux
& troncs des vaiffeaux de communication,
qui regle & mefure fi exactement les quantités de fang, & l'égalité du temps qu'il
emploie pour entrer dans les réfervoirs du
cœur dans le temps de fa dilatation, &
pour en fortir lors de fa contraction.

QUATRIEME PROPOSITION.

De l'effence de la Fievre.

Le détail des principes ci-deffus établis
& avoués de tout le monde, l'examen des
fymptomes inféparables de la fievre, confirmé par l'expérience & l'expofition des
différens temps qu'elle parcourt, avec les
phénomenes qu'elle préfente pendant fa
durée, doivent développer fon effence &
fa nature.

On obferve d'abord, & on obfervera
toujours dans toutes les fievres, une accé-

lération & une force des battemens du pouls, plus confidérables que ne le comporte l'état des forces mufculaires. Ces trois conditions font indivifibles, & doivent être toujours réunies; de maniere que fi quelqu'une manque & ne foit pas permanente, ce n'eft plus le mouvement fébril, tel qu'il eft démontré par l'expérience. Les Médecins jugent bien de la force & de la fréquence du pouls, par le tact; mais le dernier fymptome, c'eft-à-dire la diminution des forces mufculaires, ne leur eft connu que par le rapport des malades, encore même ne peuvent-ils en fixer le degré, ou en bien approcher par leur témoignage, parce qu'il en eft de la foibleffe ou de la diminution des forces mufculaires dont les malades fe plaignent, plus ou moins, felon leur tempérament & leur caractere, comme de la douleur que les hommes fupportent avec plus ou moins de courage, relativement au tiffu de leurs fibres, & au fond primitif de fenfibilité : il eft pourtant toujours certain, par le rapport des fébricitans, par la difficulté & la peine qu'ils ont à se mouvoir, & par la situation horizontale qu'ils cherchent pour soulager les forces musculaires, que ce symptome est aussi essentiel à la fievre , que la fré- quence & l'augmentation des battemens artériels : ainsi l'essence & la nature de la fievre consistent dans la réunion de ces trois symptomes , puisqu'ils se trouvent constamment dans toutes les fievres.

Ce seroit une bien frivole difficulté, que d'opposer à cette définition l'exemple de plusieurs especes de fievres, où la fréquence & la force des pulsations artérielles sont considérablement affoiblies, & presqu'é- teintes, comme dans les fievres syncopales, malignes, pourprées, & de quelques au- tres, où les forces musculaires, loin d'être rallenties & abattues, sont portées au plus haut degré de célérité & de violence, comme dans la phrénésie, la rage, &c. parce que les Médecins les moins éclairés

& les moins inftruits dans la pratique, reconnoiffent tous les jours des affections morbifiques compliquées avec la fievre, qui s'oppofent à fon méchanifme, & apperçoivent fenfiblement cette foule de caufes étrangeres à la fievre, & des effets qui fe contrarient, & fe fuppriment alternativement les uns les autres ; mais indépendamment de cette obfervation journaliere qui anéantit la prétendue difficulté, c'eft que dans tous les cas qu'on peut propofer, la diminution des forces mufculaires, ou leur augmentation, n'eft jamais dans le même rapport de la diminution ou de l'accroiffement des forces vitales.

On fait encore par l'expérience, que la fievre tend effentiellement & par fa nature, à augmenter la chaleur du corps : cependant ne voit-on pas tous les jours qu'elle eft fouvent fufpendue, affoiblie, ou totalement arrêtée par des affections étrangeres qui s'oppofent à cet effet.

La force & la fréquence des pulfations artérielles

artérielles qui paroiffent d'abord annoncer
& établir la réalité & l'exiftence de la
fievre, ne la conftituent cependant pas.
On obferve une fi grande variété dans le
battement du pouls des hommes, que tel
individu jouit de la fanté la plus parfaite,
quoiqu'il ait le pouls fort & précipité;
parce que cette action, cette intenfité de
forces vitales fe trouvent dans le même
rapport de celles des forces mufculaires, le
fang parcourt avec liberté les routes qui lui
font deftinées, fe diftribue uniformément
dans les organes, fournit à toutes les fecrétions; ainfi nul trouble dans la circulation,
& par conféquent point de fievre : pour
qu'elle foit déclarée & manifefte, il faut
que l'augmentation de force & de fréquence
des pulfations artérielles, foit toujours portée au-delà de l'état actuel des forces mufculaires; ou, ce qui revient au même, que
les forces vitales augmentent, tandis que
celles du corps diminuent.

Cette variété du pouls dans les différentes

D

perfonnes & dans les différens âges, détermine effentiellement une diverfe gradation
de fréquence dans le mouvement fébril,
quel qu'il foit, & préfente en même temps
de grandes difficultés pour eftimer au jufte
de combien eft plus grand dans la fievre,
le nombre des battemens du pouls, non-
feulement par la différence de la premiere
trame des vaiffeaux, de la conftitution naturelle des fluides, & de la diverfité des
tempéramens; mais encore par la violence
de la fievre, & l'intenfité des caufes qui la
produifent.

M. Sauvages a obfervé, dit-il dans fa
Differtation fur la théorie de l'inflammation, pag. 227, ces différences dans quelques perfonnes attaquées de fievres violentes, & dans les animaux difféqués vifs.
Ce dernier moyen ne pouvoit que lui donner un calcul infidele; car tout le monde
fait, & il le favoit fans doute mieux que
perfonne, que la douleur, le fpafme, l'irritation, les mouvemens convulfifs infépa-

rables de la fouffrance & des tourmens, changent, d'un inftant à l'autre, les batte-mens du pouls ; qu'ils font tantôt accélérés avec une grande rapidité, fouvent retar-dés, quelquefois fufpendus ; enfin, fi alter-nativement & fi promptement dérangés, qu'on ne peut compter en aucune maniere, fur le nombre des battemens du pouls, ni comparer avec quelque exactitude, dans ces circonftances, l'excédent des pulfations artérielles fur celui de l'état de tranquillité.

Dans le deffein où j'étois depuis long-temps, & avec le preffant defir que j'avois de reconnoître, d'auffi près qu'il étoit pof-fible, la fréquence du pouls pendant la fievre, au deffus de celle de l'état de fanté, je me fuis fixé aux expériences fuivantes (1) qui m'ont paru les plus décifives & les plus affurées pour établir ce calcul.

Je choifis d'abord à Montpellier fix perfonnes auxquelles j'étois attaché par mon fervice, de différent fexe, d'un âge

(1) Dans la Statique des animaux, de M. Hales.

moyen, & dans leur plus parfaite santé : j'examinai enfuite pendant un quart d'heure, avec une montre à fecondes fous mes yeux, le pouls de ces perfonnes, en différens temps ; & je marquai fur-le-champ, le nombre des pulfations ou des battemens du pouls, qui alloient à celui de quatre-vingt-deux, trois & quatre par minute ; de maniere qu'en fuppofant la même régularité des battemens pendant une heure, les arteres devoient donner 4920 jufqu'à 4980 & 5040 pulfations. J'ai trouvé cependant qu'aux approches de la dixieme ou douzieme minute, le battement étoit quelquefois un peu plus preffé ou retardé, foit que ce léger changement dépendît de l'inquiétude, de la gêne, & des différentes idées dont la perfonne pouvoit être furprife dans le temps que j'examinois fon pouls, ou bien de la variation du tact par l'attention même que je pouvois y apporter.

Dans la révolution de huit à dix ans, plus ou moins, j'ai eu occafion de traiter

ces mêmes perfonnes, les unes attaquées
de fievres intermittentes ou continues, fimples ou putrides, très-ordinaires en Languedoc pendant l'été & en automne ; j'ai
faifi le moment de la fréquence du pouls la
plus fenfible, foit dans le temps de l'accès
pour la fievre intermittente , foit dans le
cours de la continue ; & après avoir com-
paré le nombre des pulfations marquées
pendant le quart d'heure lorfque ces différentes perfonnes étoient dans la plus parfaite fanté, avec celui des battemens artériels lorfque leur fievre étoit la plus violente,
j'ai trouvé, par l'examen le plus attentif &
le plus fcrupuleux de l'un & de l'autre état,
que la fréquence des battemens avoit augmenté d'un tiers, & d'un peu plus dans le
temps de la fievre la plus vive ; de maniere
que je comptois cent onze , quelquefois
cent treize, & plus rarement cent feize pulfations par minute.

Depuis ma tranfmigration en Bourgogne,
j'ai répété les mêmes expériences & de la

même maniere : j'ai obſervé une différence de deux ou trois pulſations de moins pour chaque quart d'heure, chez les perſonnes dont j'avois examiné le pouls dans la parfaite ſanté, & une augmentation proportionnelle pendant le temps de leur fievre ; ce qui prouve que les habitans des terres méridionales ont le pouls un peu plus précipité que ceux des contrées qui avancent vers le nord, & que la fréquence des battemens chez les premiers, y eſt augmentée de quelques-uns dans le plus fort de leur fievre.

J'ai cependant trouvé dans une Religieuſe chez les Dames Jacobines de cette ville, âgée de trente-huit ans, qui ayant, dans l'état naturel, ſon pouls à quatre-vingt-deux pulſations par minute, fut porté pendant la fievre inflammatoire, qui l'enleva le ſixieme jour, au nombre de cent dix-neuf & cent vingt pulſations ; ce qui établit un excédent de près de la moitié de plus que dans le temps de ſa ſanté : mais cette

augmentation n'a jamais lieu que dans les
fievres les plus violentes.

Enfin, on trouve encore cette force &
cette fréquence dans le pouls, après des
exercices violens, ou dans le trouble des
différentes paſſions de l'ame, ſans qu'il y
ait pourtant fievre; parce que cet état n'eſt
point permanent, & que tout rentre dans
le calme & le cours ordinaire des fonctions,
par le repos ou la ſuſpenſion des mouvemens dont l'ame étoit agitée : que s'il per-
ſévéroit pendant quelque temps ou quelques heures, il ſeroit bientôt accompagné
de la fievre, comme on l'obſerve chez bien
des perſonnes ſenſibles, vivement affectées
d'une joie ineſpérée, ou ſaiſies de crainte
& de terreur par quelque fâcheux événement.

DERNIERE PROPOSITION.

De la cauſe prochaine & immédiate de la Fievre.

L'eſſence de la fievre étant fixée, &

devant même l'être d'une maniere abfolue
(quoi qu'on puiffe dire) par l'accélération
& l'augmentation des pulfations artérielles
au-delà de l'état des forces mufculaires,
l'examen de fes différens périodes, & le
détail de fes phénomenes particuliers, por-
teront une nouvelle lumiere fur fa caufe
immédiate.

On remarque dans la fievre, de quelque
nature qu'elle foit, quatre temps différens,
& dans la même gradation que ceux de la
maladie dont ils dépendent; c'eft-à-dire,
qu'il faut y confidérer fon commencement,
fon accroiffement & fon plus haut degré,
enfuite l'état où elle fe foutient, & enfin fa
rémiffion ; pourvu que la fievre ne foit
point troublée & contrariée, comme on l'a
déjà dit, par des caufes étrangeres & d'autres affections morbifiques : on remarque
encore divers phénomenes qui fuccedent
aux différens temps de la fievre, & font
particuliers à chaque période de la révolution fébrile.

Le premier temps de la fievre eſt, pour l'ordinaire, annoncé par un friſſon plus ou moins fort; quelquefois c'eſt une horripilation dont on diſtingue différens degrés, ou un ſaiſiſſement intérieur qui s'empare de toutes les parties du corps; du moins eſt-il certain qu'il y a toujours dans le moment de l'invaſion de toutes les fievres, lorſque le friſſon ne s'y trouve pas, un reſſerrement ſpaſmodique, un abattement, un mal-aiſe qui marque les embarras de la circulation, la gêne du mouvement du cœur, & la diminution des forces muſculaires. Dans le prélude fébril, le pouls eſt petit, concentré, les pulſations artérielles commencent à être plus preſſées, la chaleur s'affoiblit, les extrêmités ſont froides, & le fébricitant ſe couche, ou demande à ſe coucher, par une néceſſité méchanique, pour ſoulager les forces muſculaires; parce que la ſituation horizontale où nos fluides coulent ſelon l'axe d'inclinaiſon de leurs colonnes, eſt la ſeule qui puiſſe diminuer l'effort du ſang fur les parois des vaisseaux déjà distendus par les premiers embarras de la circulation.

Dans le second temps, qui arrive plus ou moins promptement, selon la nature de la fievre & le concours des causes qui l'occasionnent , les pulsations artérielles deviennent insensiblement plus étendues, & en même temps plus fortes, la circulation du sang est accélérée, le froid disparoît & la chaleur se ranime : ces phénomenes augmentent toujours par gradation, jusqu'à ce qu'ils soient parvenus au point où les obstacles & les digues opposés à l'écoulement de nos fluides, sont en partie détachés, & commencent à obéir aux vibrations artérielles, & à être entraînées dans le torrent de la circulation.

Ce redoublement d'action dans les arteres, & le plus haut degré où elle est portée pendant le cours de la fievre, fixe son troisieme période , toujours accompagné d'une chaleur plus brûlante, d'une agitation plus vive, des inquiétudes plus considérables, & d'une foif plus preffante : cet état eft plus ou moins long, & fe foutient d'une maniere plus ou moins uniforme, jufqu'à ce qu'il fe rapproche du quatrieme période de la fievre.

Celui-ci, qu'on appelle rémiffion ou déclinaifon de la fievre, eft conftamment indiqué par des pulfations moins fortes & moins étendues, qui baiffent peu à peu, & font fuivies d'un relâchement général des vaiffeaux, de la foupleffe de la peau, d'une fueur plus ou moins abondante, fouvent des urines plus chargées, ou de la liberté du ventre : ce dernier état de la fievre ne paffe jamais brufquement de la rémiffion au calme parfait ; on y remarque les mêmes gradations que dans les précédens périodes; & il en eft du mouvement fébril comme de l'agitation des flots de la mer, qui font encore pendant quelque temps foulevés, même après la ceffation de la tempête.

On ne peut trouver & déterminer la caufe prochaine de la fievre, que dans le

cœur même. C'eſt le dérangement particulier des mouvemens de cet organe,
premier moteur de la circulation, qui eſt
ſeul capable de produire immédiatement
les ſymptomes eſſentiels qui la caractériſent
& établiſſent ſon eſſence; car l'augmentation de la célérité du ſang, que tout le
monde veut admettre pour ſa cauſe immédiate, & dont on cherche le principe avec
autant de peine que d'inutilité, n'eſt que
l'effet de la fievre, & ne peut par conſéquent être regardée comme ſa cauſe prochaine & immédiate. M. Queſnai, dans
ſon Traité des fievres continues, la définit
une accélération ſpaſmodique du mouvement organique des arteres, excitée
par une cauſe irritante, & qui augmente
exceſſivement la chaleur du corps, page
80.

Il paroît que cette définition ne renferme
pas un ſymptome eſſentiel de la fievre, je
veux dire, la diminution des forces muſcu-
laires, tandis que les vitales augmentent,

& qu'elle lui fubftitue la chaleur exceffive du corps, qui eft à la vérité une fuite nécef-faire de la fievre, puifqu'elle tend toujours à fon augmentation, mais qui n'eft pourtant pas de fon effence dans le premier temps où elle fe déclare; car la fievre exifte réel-lement dans le temps du froid, puifqu'on y obferve cette accélération organique du mouvement des arteres, très-fouvent plus précipitée que dans le temps de la chaleur, & que d'ailleurs tous les fymptomes effen-tiels de la fievre y font réunis dans le temps du friffon.

En fuppofant même que le friffon n'eft point de l'effence de la fievre, & qu'elle peut fe déclarer & fubfifter indépendam-ment du friffon, il eft toujours certain, par une expérience journaliere, qu'il y a conf-tamment (comme il a été dit) dans l'inva-fion de la fievre, ou un friffon, ou faififfe-ment particulier, un abattement, un mal-aife qui l'annonce. C'eft cette gêne dans la circulation, ce rallentiffement du mouvement projectil de nos fluides, & la réfiftance oppofée aux contractions du cœur, qui devient la caufe irritante, & détermine l'accélération & l'intenfité des contractions du cœur, au-delà des forces mufculaires, de la maniere que je vais l'expofer.

On a vu dans les premiere & feconde propofitions, que le fang produifoit par fon impulfion & fa maffe, l'écart ou la dilatation des ventricules du cœur qui, fe refferrant par la force vitale & phyfique, déterminoit la fiftole ou la contraction, par le moyen de laquelle le fang étoit pouffé dans les troncs artériels, où la dilatation & la contraction s'exécutoient par les mêmes caufes & de la même maniere.

On a prouvé encore dans la troifieme propofition, que le même état des forces du corps & les mêmes réfiftances à la fortie & au paffage du fang étant donnés, la force & la célérité des contractions du cœur répondoient à celles avec lefquelles il avoit été dilaté ; d'où il fuit, que fi par quelque caufe que ce foit, la quantité du fang verfée par les conduits veineux, n'eft pas totale-ment & dans le même temps chaffée dans les troncs artériels, il faut de toute néceffité que le mouvement du cœur augmente, parce que le fang qui entre dans les réfer-voirs, n'en fortant pas dans le même rap-port, il en refte par conféquent une portion qui follicite l'action des fibres fpirales & courbées en arc : or, cette portion reftante fe joignant à celle de la dilatation fucceffive, s'oppofe toujours à la pleine & entiere fiftole, par la continuation des réfiftances à la fortie du fang & à fon paffage dans les tuyaux artériels qui ont déterminé cette premiere inégalité du rapport des quantités du fluide qui entroit & devoit fortir des réfervoirs du cœur : donc, les fibres du cœur étant continuellement irritées, leur force & leur action doivent néceffairement augmenter, comme il arrive conftamment à toutes les parties mufculeufes & nerveufes agacées par un aiguillon quelconque ; mais ce furcroît de force ne peut cependant vaincre l'obſtacle, ou, ce qui eſt le même, pouſſer dans les arteres la même quantité de ſang fournie par la dilatation du cœur. Il faut donc que cette augmentation de force ſoit employée à la célérité & à la fréquence des contractions, pour compenſer, par ce moyen, ce qui manque à leur étendue & à leur profondeur.

J'avois propoſé en 1728, ces aſſertions dans une theſe de M. Thibal, pour ſon acte de baccalauréat, ſoutenu ſous la préſidence de M. Haguenot, Profeſſeur de l'Univerſité de Montpellier, contre leſquelles on s'éleva avec d'autant plus de chaleur, qu'on étoit entiérement prévenu pour le ſyſtême dominant dans ce temps, & qu'on ne voyoit à travers les obſtructions des capillaires artériels, qu'une dérivation du ſang par les rameaux collatéraux, qui le ramenant (diſoit-on), par une voie plus courte au cœur, déterminoit la célérité de ſes contractions, & conſéquemment la fréquence des pulſations

pulſations artérielles ; de maniere qu'on vouloit toujours confondre, comme on le fait encore aujourd'hui, l'effet de la fievre avec ſa cauſe prochaine.

Mes idées, qu'on regarda pour-lors comme ſingulieres, furent pourtant adop-tées & ſuivies, à quelque changement près, par ce célebre Profeſſeur (1) de l'Uni-verſité, qui fit imprimer une Diſſertation ſur les fievres en général, où il établit le ſtimulus du ſang dans le cœur pour la cauſe de la fievre ; & quelques années après, par le plus habile Anatomiſte de notre ſiecle (2), dans une de ſes theſes ſur la fievre, lors de notre concours en 1732, pour la Chaire vacante de Méde-cine : mais ſans vouloir m'appuyer d'aucun ſuffrage qui, dans des queſtions de cette nature, n'a de droit à notre confiance & au degré de certitude dont elles peuvent être

_____

(1) M. Haguenot, Diſſertatio de Febribus in genere, Monſpelii 1729.

(2) M. Ferrein.

E

fusceptibles, qu'autant qu'elles font foutenues par l'obfervation & l'expérience, je prouverai que les fymptomes effentiels de la fievre , & qui conftituent fon effence, tous ceux qui fe déclarent pendant fes différens périodes, font évidemment déduits de cette caufe prochaine ; & ce qui doit en former la preuve la plus complete , c'eft que l'action, le concours des caufes antécédentes & occafionnelles, de quelque efpece qu'elles foient, manifeftent d'une maniere fenfible, l'inégalité de la quantité du fang verfée dans les ventricules du cœur, relativement à celle qui doit en fortir.

1°. La gêne du mouvement du cœur, toujours annoncée par le refferrement & la petiteffe du pouls, fon accélération de diaftole & de fiftole, & la diminution des forces mufculaires, font conftamment le figne certain de la fievre, foit qu'il y ait friffon ou refferrement fpafmodique dans quelque partie. Or, ce premier temps de la fievre montre inconteftablement que les fibres du cœur font irritées par le fang, la feule caufe occafionnelle de fes mouve-mens; qu'elles font de plus grands efforts, en conféquence de cette irritation, pour les exécuter, mais que les réfiftances s'y oppofent : car fi la même quantité de fang, verfée dans les ventricules par les conduits veineux, étoit pouffée dans le même temps par leur contraction, dans les troncs arté-riels, il n'y auroit aucun changement, par la troifieme propofition, dans les dilata-tions & les contractions du cœur, le fang couleroit uniformément dans fes canaux, & toutes les parties jouiroient d'une pleine liberté de la circulation : donc, au premier moment que la fievre fe déclare, ou pour mieux dire, pour qu'elle puiffe commen-cer, il faut néceffairement que le rapport de la quantité du fang, verfée dans les ven-tricules, foit différent de celui qui doit être pouffé dans les arteres; & que leur con-traction ne pouvant être entiere par la ré-fiftance & l'obftacle, quel qu'il foit, dans les

E 2

tuyaux artériels; il faut, dis-je, que la célérité de leurs contractions compenfe ce
qui manque à leur étendue & à leur profondeur, puifque le fang follicite & détermine, par fon irritation, une augmentation
de mouvement, qui ne peut être remplie
que par la vîteffe ou la fréquence des contractions, néceffairement communiquée à
tout le fyftême artériel, par la troifieme
propofition.

2°. Les fibres fpirales & courbées en
arc, irritées par l'arrêt du fang & par la
contraction des fibres longitudinales, tendent toujours à de plus grands efforts par
l'augmentation de la force vitale & phyfique, qui feroient infailliblement & néceffairement fuivies d'une entiere & parfaite
contraction des ventricules, fi l'obftacle &
la réfiftance dans les arteres ne s'y oppofoient; de maniere que cette accélération
des contractions, & conféquemment la
fréquence du pouls qui compenfe fon étendue & fa profondeur, fe foutient pendant

quelque temps , fans que la vélocité du fluide qui paffe par les tuyaux artériels & par ceux de communication, foit encore augmentée dans la même proportion de l'accélération des contractions du cœur, parce que le paffage du fang eft toujours difficile & embarraffé dans fes canaux, que les fibres mufculaires font accablées par fa lenteur & la difficulté de fa marche, ce qui occafionne néceffairement cette diminution des forces mufculaires, cette douleur gravative, ce fentiment de pefanteur dans les membres, & ce brifement des os qu'on éprouve dans le commencement de la fievre ; mais à mefure que la fréquence des contractions du cœur & celle des arteres diminuent, & que les obftacles commencent à céder un peu à leur action, la profondeur & l'étendue des contractions du cœur fe développent (comme on l'a dit dans l'article du fecond période de la fievre), celles des arteres augmentent dans la même proportion. Tous les vaiffeaux

E 3

font dans le travail : la rapidité de la circulation augmentant, ranime toutes les
parties, les échauffe ; & les mouvemens
du cœur, comme ceux des arteres, viennent au point que la force & l'étendue de
leurs contractions l'emportent un peu fur
leur fréquence antécédente, que le fang eft
de plus en plus agité, & que l'action du
fyftême vafculaire redouble par-tout.

3°. Toutes les caufes occafionnelles qui
préparent la révolution fébrile, peuvent
être rapportées à deux générales. Les unes
agiffent immédiatement fur les nerfs ou fur
les parties membraneufes, comme les pi-
quures des tendons, le tiraillement des
membres, la folution de continuité, les
gonflemens douloureux, les preffions violentes, la combuftion ; en un mot, tout ce
qui diftend, irrite, déchire, meurtrit les
fibres nerveufes, tant des parties externes
que des internes.

Les autres affectent particuliérement les
fluides de notre corps, & s'étendent à

toutes les difpofitions d'épaiffiffement, de
fonte, d'acrimonie de nos humeurs, à l'a-
mas des mauvais levains dans les premieres
voies, aux corpufcules & exhalaifons infectées qui s'élevent des mines, des endroits marécageux, & à tout mêlange des
parties étrangeres à notre fang, à l'irrégularité des faifons, à la pléthore vraie ou
fauffe; enfin, à tout ce qui eft capable de
changer le tiffu de notre fang, d'en altérer
les parties intégrantes, de rallentir fon
mouvement, & former par-là des embarras
à la circulation.

Dans tous ces cas, & dans tous ceux
qu'on pourroit obferver pour toutes les efpeces particulieres de fievres, où plufieurs
de ces caufes fe réuniffent fouvent, foit
dans le commencement, foit pendant leur
cours, on reconnoîtra toujours la caufe
prochaine & immédiate dans l'inégale
quantité du fang, verfée dans les réfervoirs
du cœur, à celle qui doit en être pouffée
dans les troncs artériels. C'eft donc par

cette portion reſtante , & qui ſe ſuccede continuellement dans les ventricules , que le cœur redouble ſes mouvemens , plus marqués par la célérité des contractions , que par leur profondeur & leur étendue , puiſqu'elles ne peuvent être entieres , & ré- pondre à leur dilatation par les obſtacles ſuppoſés dans les canaux artériels , ou dans ceux de communication : c'eſt par-là que tout le ſyſtême des vaiſſeaux eſt ébranlé , & entraîné dans des oſcillations accélérées , qui mettent peu à peu les fluides en cha- leur & en fonte , atténuent & diviſent le levain étranger à nos humeurs , broient la matiere fébrile , & la diſpoſent à s'échapper par les iſſues que la nature lui prépare ; car c'eſt toujours à ſes heureux efforts , aidés & ſoutenus des reſſources de l'art , placées dans les temps favorables , que nous ſom- mes redevables de tous les ſuccès pour la terminaiſon des maladies , de ceux princi- palement qu'on ne pouvoit eſpérer de la foibleſſe où paroiſſoit notre machine , & du penchant évident de ſa ruine.

COROLLAIRE PREMIER.

Il est incontestable, & même physique-
ment vrai, que dans ce sens, c'est-à-dire
dans l'accroissement des forces vitales &
d'action du système vasculaire, nécessairement déterminé par les obstructions, l'irritation, le spasme, resserrement, compres-
sion de vaisseaux, ou toute autre résistance,
la fievre doit être regardée comme un effort salutaire de la nature, qui travaille sans
cesse pendant tout ce temps, à détruire,
emporter les obstacles, & tend toujours à
ramener l'égalité du passage & de la distri-
bution du sang dans tous les vaisseaux, &
principalement dans le cœur ; comme il est
également certain & évident dans un autre
sens, que la fievre est aussi-bien le présage
de la mort que de la vie, parce que les obstructions ou les engorgemens qui la pro-
duisent, ne pouvant être souvent connus,
ou du moins leur étendue & leurs limites
nous étant entiérement cachées dans bien

des occafions, & d'ailleurs la complication des différentes caufes dont on ignore l'activité, le développement dans le tiffu de nos vifceres, fe trouvant au deffus des forces que la nature peut employer, il faut néceffairement qu'elle fuccombe fous le poids & la multitude des obftacles qui l'embarraffent.

COROLLAIRE SECOND.

C'eft toujours une imprudence inexcufable, fouvent malheureufe, de vouloir changer, dans le commencement des maladies qui ne font point encore jugées, la direction des premiers efforts de la nature, ou de porter le trouble & le défordre dans le plus fort de fon travail; mais c'eft auffi le comble de la plus aveugle confiance & d'une fauffe fécurité toujours funefte dans les maladies graves, & fur-tout dans les fievres malignes, de fonder fes efpérances fur les reffources de la nature, de tout attendre de la bonté du tempérament, &

d'être tranquille spectateur des orages qui groffiffent d'un moment à l'autre, & éclatent dans le temps qu'on s'y attend le moins; parce que dans ces triftes circonftances, la nature ne fait & ne peut faire que des efforts impuiffans, qui tournent même à fon défavantage & à fa propre deftruction, par l'emploi extraordinaire & le prompt épuifement de fes forces; à moins qu'une main habile & fecourable ne la releve & la dégage d'une partie des embarras qui fufpendent & arrêtent fes mouvemens.

COROLLAIRE DERNIER.

L'augmentation des forces vitales concourt effentiellement & conftamment dans la fievre, avec la diminution des forces mufculaires, puifque leur mouvement eft plus fort & plus rapide par l'irritation dépendante d'une portion de fang ramaffée dans les ventricules, en conféquence des réfiftances dans les troncs artériels; & que cette accélération de mouvement eft le feul moyen poffible pour les vaincre & les emporter, tandis que les fibres mufculaires font incapables, par la gêne & la preffion qu'elles éprouvent de la part de la diftribution inégale des fluides, d'exercer leur mouvement ordinaire, que l'ame commanderoit en vain, & dont l'action feroit d'ailleurs inutile pour remplir le vœu de la nature : donc l'augmentation des forces impulfives ou vitales, eft toujours plus forte, plus rapide dans la fievre, que ne le comporte l'état des forces mufculaires ; & cet accroiffement des forces vitales fuit toujours celle de la diminution des forces mufculaires, jufqu'à l'entiere deftruction de la machine.

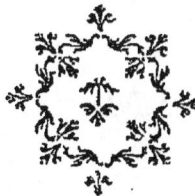

OBSERVATIONS

SUR LES FIEVRES

PUTRIDES ET MALIGNES.

CE petit Ouvrage est plutôt celui du temps que le mien ; je le dois uniquement à des observations multipliées, aux différentes ouvertures des cadavres de ceux qui avoient péri de ces maladies, & à une expérience de cinquante-quatre années de pratique. Ces secours si nécessaires ont réformé peu à peu les préjugés de la routine, & m'ont souvent ramené dans la véritable route dont je m'écartois : j'ose dire dans la plus exacte vérité, que depuis l'année 1720, où je fus envoyé par ordre de la Cour, à la peste de Marseille, j'ai eu occasion de voir & de traiter le plus grand nombre de malades qu'il soit possible, attaqués de fievres putrides & malignes, non-seulement par mon fervice à la Charité, à l'Hôtel-Dieu de Montpellier, & dans la Ville; mais auffi parce que j'étois fouvent employé (fans doute au refus des autres Médecins) dans tous les Bourgs & Villages de la côte maritime du Languedoc, qui, par leur emplacement, environnés des étangs & des marécages, font continuellement expofés pendant les chaleurs de l'été, aux fievres malignes & aux charbons malins les plus meurtriers, dont j'ai expofé la nature & le traitement dans une Differtation imprimée à Dijon en 1769.

Indépendamment de ces occafions fi fréquemment renouvellées, j'étois encore mandé, par ordre du Gouvernement, dans les Villes & Villages de la Province du Languedoc, lors des maladies & fievres épidémiques qui s'y déclaroient, comme je le fuis pareillement dans celle de Bourgogne.

Ces circonftances favorables, mais pénibles, foutenues pendant long-temps, auroient certainement donné bien plus de lumieres à tout autre qu'à moi, fur le caractere & le traitement des fievres malignes ; je les ai cependant obfervées avec toute l'attention , & fuivies avec toute l'exactitude dont je pouvois être capable : c'eft le réfultat de ces obfervations actuellement fous mes yeux, au nombre de plus de mille, que je préfente aujourd'hui dans toute leur premiere fimplicité, ne croyant pas que l'art de fecourir les hommes, & les moyens de conferver leur vie, aient befoin de quelque ornement étranger.

Pour leur donner feulement quelque ordre, & ne pas m'écarter de celui qu'on a coutume de fuivre dans l'hiftoire & le détail des maladies, je tracerai d'abord le tableau fidele de la fievre maligne telle qu'elle eft, avec les différences qui lui appartiennent, & les fignes qui la font reconnoître ; je paiferai enfuite aux caufes & aux phénomenes ou fymptomes qu'on y remarque ; j'expoferai enfin les fecours qui

m'ont le mieux & le plus conftamment
réuffi dans le traitement de cette cruelle
maladie.

CHAPITRE PREMIER.

*De la nature, des différences & des fignes
des Fievres malignes.*

LA fievre maligne porte à jufte titre le
nom qui lui a été donné, & ne dément
prefque jamais fon perfide caractere : elle
eft toujours infidieufe, cachée, & d'autant
plus redoutable & funefte, que fous le
calme trompeur d'un pouls prefque naturel, d'un changement peu fenfible dans les
excrétions, & avec les apparences d'une
légere indifpofition, elle répand fourdement dans l'intérieur fes ravages & fes
mortelles atteintes ; il arrive même très-
fouvent que, dans le temps qu'elle eft
manifeftement déclarée & parfaitement
reconnue,

reconnue , elle tend les nouveaux pieges d'une ceſſation apparente & totale de ſes attaques , pour nous ſurprendre enſuite avec plus d'avantage , & nous accabler plus promptement.

A juger de la fievre maligne par ſes effets & la rapidité de ſon cours , on diroit qu'elle eſt moins une fievre particuliere , que l'aſſemblage de toutes les autres : avec la complication des accidens les plus graves & les plus fâcheux qu'elles peuvent avoir , on n'y remarque pas cependant ces engorgemens tumultueux & ſoudains dans les viſceres , ces dépôts d'irruption du ſang dans les organes intérieurs , dépendans d'un violent mouvement de nos humeurs , ou de leur efferveſcence extraordinaire. C'eſt ici une menace générale d'inflammation , & d'un caractere tout différent ; c'eſt une lenteur , une diminution du mouvement inteſtin de nos fluides , une ſtagnation bourbeuſe qui déſunit les principes de notre ſang , le décompoſe , & le conduit à une

F

diſſolution putride qui occaſionne des gan-
grenes dans les parties internes, ſouvent
même ſans que la douleur les ait précédées.

La fievre maligne eſt fort différente de la
fievre putride : celle-ci marche toujours à
découvert, ſes déſordres ſont, pour ainſi
dire, plus réguliers ; & quoiqu'elle ſoit
preſque toujours accompagnée des accidens dangereux & de redoublemens violens
qui font craindre les engorgemens internes,
elle ne préſente jamais ce fond particulier
de corruption, cet abattement de forces,
ce ſaiſiſſement du genre nerveux, cette
affection particuliere du principe vital, inſéparable de la fievre maligne. Ce n'eſt pas
que la putride ne puiſſe dégénérer, & ne
dégénere aſſez ſouvent en maligne ; ce qui
arrive, ſoit parce que les ſecours convenables ont été retardés & négligés dans ſon
commencement, ſoit encore par la réſiſtance des malades ou de leurs parens, qui
trompés par les apparences légeres de la
maladie, n'ont pas voulu ſe prêter aux ſa-

lutaires reſſources que des Médecins éclairés leur propoſoient (pour - lors on peut
l'appeller fievre maligne factice) ; ſoit enfin, que les mauvais levains des premieres
voies ayant contracté, par leur ſéjour, un
nouveau fond de putridité & une qualité
déletere , ont été bruſquement entraînés
dans la maſſe des humeurs, y ont porté une
infection générale , & occaſionné l'éréthiſme de tout le ſyſtême nerveux.

DIFFÉRENCES.

On diſtingue différentes eſpeces de fievres
malignes. 1°. La fievre maligne proprement
dite , qui attaque les habitans de tous les
pays, de l'un & de l'autre ſexe, depuis
l'âge de virilité juſqu'à celui de la vieilleſſe,
qui n'en eſt pas même exempte ; tandis
qu'elle épargne la premiere jeuneſſe, plus
communément expoſée aux fievres putrides
& vermineuſes. On obſerve qu'elle eſt plus
fréquente & plus violente dans les contrées
méridionales, que dans celles qui appro-

chent ou avancent dans le nord.

2°. Les fievres malignes pourprées, exanthémateuses, pétéchiales, qui ont pris leur dénomination de la nature, de la figure, la couleur & l'étendue des éruptions & des taches qui paroiffent fur la peau. Quoiqu'on remarque quelquefois ces taches, fur-tout le pourpre rouge on brun, dans la fievre maligne proprement dite, elles en different pourtant en ce qu'elles font effentielles dans les fievres malignes pourprées, & fe déclarent depuis le troifieme jour jufqu'au cinquieme ou fixieme; tandis que ces exanthemes ne fe font voir que fur la fin de la fievre maligne proprement dite, & qu'ils font toujours un préfage certain d'une mort prochaine; du moins je n'ai obfervé qu'un très-petit nombre de malades qui aient échappé à l'apparition des taches pourprées ou foncées, vers le déclin de la fievre maligne proprement dite : d'ailleurs les taches des fievres malignes pourprées & exanthémateufes font répandues en différentes parties du corps ; au lieu que celles qui fe montrent dans le cours de la fievre maligne, font fort peu nombreufes, & paroiffent prefque toujours fur le cou, fur la poitrine, & quelquefois aux reins.

Les fievres pourprées & pétéchiales font communément épidémiques, & paroiffent dans différens temps en certains pays ; mais elles font endémiques pour d'autres, où elles paroiffent fixées par une caufe commune qui s'y renouvelle toutes les années : elles font, foit les épidémiques, foit les endémiques, contagieufes ; & la plupart des habitans de ces contrées, cherchent leur falut dans la fuite, du moins pour un temps.

3°. La fievre maligne peftilentielle, la plus vive de toutes les fievres, la plus rapide dans fes progrès, & en même temps la plus contagieufe, eft endémique dans l'Ethiopie, la Byffinie, l'Egypte, & fe propage par la communication des habitans, & celle du commerce dans les Villes & les

Provinces limitrophes, depuis long-temps familiarifées avec les ravages plus ou moins violens de cette cruelle fievre, & qui ne prennent, ou ne pourroient même prendre de juftes mefures pour s'en garantir. C'eft de-là qu'elle eft apportée en Europe, où elle eft véritablement étrangere, & où elle ne répand fes ravages que par la voie des marchandifes infectées de ce redoutable levain.

Signes & préfages des Fievres malignes.

La fievre maligne, difficile à connoître dans les premiers momens de fon invafion, la devient encore plus lorfqu'elle s'enveloppe du fimple caractere de quelque maladie légere, ou qu'elle fe préfente fous les dehors d'une fievre intermittente, ou qu'elle conferve enfin pendant trois ou quatre jours, les apparences de calme & de tranquillité, qui en impofent quelquefois aux Praticiens les plus éclairés. J'en rapporterai deux exemples frappans fur un nombre de plusieurs autres que je pourrois citer : ce sont principalement les fievres malignes épidémiques qui affectent ces dehors trompeurs, & sont par-là plus effrayantes & plus meurtrieres, sur-tout pour ceux qui en sont les premiers attaqués; car la surprise cesse bientôt, lorsque l'épidémie est déclarée.

On essuya à Montpellier, dans le mois de Juillet de l'année 1730, une fievre maligne épidémique, masquée sous les apparences d'une fievre intermittente tierce, d'autant plus fâcheuse, qu'on succomboit à la fin du troisieme, ou au plus du quatrieme accès de cette terrible fievre.

Le printemps de cette année avoit été fort humide & très-chaud ; le vent du sud avoit presque toujours régné, & n'avoit tourné que par des intervalles très-courts, au nord-ouest pendant toute cette saison. Toutes les productions de la terre furent dès-lors très-avancées, & les fruits en si grande abondance, qu'on donnoit pour un fol une douzaine de figues de la plus groffe efpece, noires en dehors & rouges dans l'intérieur, très-délicieufes au goût, appellées en langue vulgaire, des *gourraux*.

On tranfporta à l'Hôtel-Dieu, le 14 Juillet, vers les cinq heures du foir, fur la fin de ma vifite, un pauvre homme âgé de quarante-fix ans, qui me dit d'abord n'avoir eu que deux accès de fievre tierce; mais qu'il fe fentoit fi abattu & fi languiffant, qu'il fe croyoit aux derniers momens de fa vie; fon pouls étoit à la vérité très-foible & petit, mais fans intermittence, fon vifage effacé, la langue brune & très-feche; il fe plaignoit d'une pefanteur avec douleur dans l'eftomac, confidérablement augmentée depuis fon fecond accès. Je me contentai d'ordonner l'ufage des cordiaux ordinaires pendant la nuit, & renvoyai au lendemain les fecours que je pouvois juger les plus convenables.

Je crus d'abord que le travail forcé de cet homme pendant les grandes chaleurs des moiffons, & la mauvaife nourriture, avoient épuifé fes forces, & rendu fa fievre intermittente plus fâcheufe. Je ne me défiai en aucune maniere de la nature de fon mal, & j'y fus totalement trompé : comme il m'avoit prévenu que fon accès ne devoit revenir le lendemain qu'à fix heures du foir, j'efpérois pouvoir lui donner un léger vomitif dans la matinée. Mais tout étoit bien changé lors de ma vifite du matin : il reffentoit, depuis plus d'une heure, un re- froidiffement intérieur qui ne paroiffoit pas confidérable au dehors, mais qui étoit ac- compagné d'un tremblotement convulfif des levres, avec la langue noircie & comme grillée, dans le feul intervalle de la nuit, fans cependant aucune foif; fon vifage étoit méconnoiffable, le bas-ventre météorifé, & l'hypocondre droit fort tendu; il n'avoit déjà qu'un filet de pouls. Je lui fis recevoir fur-le-champ les facremens, & deux heures après le hoquet étant furvenu, il tomba dans l'affoupiffement & une agonie qui ne

dura que jufqu'à trois heures de l'après-
midi.

Je fis ouvrir le lendemain le cadavre de
cet homme, où je trouvai l'eftomac, mais
plus encore les inteftins, comme piqués en
différens endroits, d'un fang foncé & li-
vide, la véficule du fiel fort diftendue,
remplie d'une bile verte & poracée, toute
la maffe du foie fort mollaffe ; le fang dif-
fous dans les gros vaiffeaux, mais en petite
quantité, reffembloit à de la lavure de
chair fort rembrunie : on ne remarqua aucune trace d'inflammation ni d'épanchement de fang dans le cerveau, mais feulement une petite quantité d'une férofité
claire entre les membranes de ce vifcere ;
le poumon étoit un peu defféché, & fur-
tout le lobe gauche, mais fans aucune altération fenfible.

Dans ce même temps je vifitai, à la
Charité, deux malades, un homme & une
femme, attaqués de la même fievre : la
femme périt vers la fin du troifieme accès,

l'homme réfifta jufqu'au quatrieme ; pour-
lors je ne doutai plus du caractere de la
maladie, & je reconnus évidemment qu'il
étoit queftion d'une fievre maligne très-
violente, enveloppée des apparences trom-
peufes de la fievre intermittente.

Les différens Médecins de la Ville furent
bientôt appellés pour vifiter, non-feulement
quelques artifans furpris de cette maladie,
mais encore des perfonnes très-aifées &
commodes, qui ne furent pas plus épar-
gnées que les autres ; ce qui détermina une
affemblée de Médecins chez M. Verny,
Doyen, & généralement reconnu pour le
plus éclairé & le plus confommé des Praticiens. Après avoir expofé les accidens
que j'avois obfervés dans cette fievre, le
fond de malignité qui fe développoit au
fecond ou troifieme accès, & ce que je
penfois fur fa nature, je propofai le plan du
traitement fuivant, avec d'autant plus de
confiance, qu'ayant déjà donné à un cinquieme malade, un vomitif après le fecond

accès , & du quinquina immédiatement après l'effet du remede, fes accès avoient été prolongés & en même temps fort diminués, de maniere qu'il étoit déjà au cinquieme, & autant que je pouvois le préfumer, en voie de guérifon : ainfi j'avois lieu d'efpérer que le vomitif placé après la rémiffion du premier accès (lorfqu'on feroit appellé dans ce temps), & foutenu enfuite de l'ufage non interrompu du quinquina, rendroit la fievre plus traitable, & donneroit le temps d'employer les remedes les plus efficaces pour la combattre.

Le projet de cette méthode fut unanimement approuvé ; on jugea feulement devoir ajouter un gros de thériaque à la derniere prife de quinquina que le malade prendroit avant les approches du troifieme ou quatrieme accès fi funefte.

Le nombre des malades augmentant tous les jours, on fut à même d'en faire promptement l'épreuve, fur-tout à l'Hôtel-Dieu & à la Charité. Le vomitif réuffit à tous ; &

loin que cette évacuation affoiblît les malades, elle paroiffoit fenfiblement leur donner des forces & diminuer leur abattement :
mais il arriva que de trois malades à qui je
fis prendre immédiatement après fon effet,
le quinquina, à un gros & demi pour
chaque dofe, aucun ne put jamais foutenir
la feconde ou la troifieme prife, par les
anxiétés & la douleur dont ils fe plaignoient
dans l'eftomac, fi vives & fi accablantes,
qu'ils préféroient, difoient-ils, la mort à la
continuation de ce remede. Cette circonftance fi fâcheufe par rapport à la rapidité
de la maladie & à la néceffité urgente de
l'ufage de ce fébrifuge antiputride, me détermina à fubftituer à fa propre fubftance fa
teinture, où je faifois ajouter quatre cuillerées de bon vin pour chaque prife, qu'on
donnoit aux malades de quatre en quatre
heures dans l'intervalle des bouillons ; elle
ne fatigua en aucune maniere l'eftomac, &
fut toujours affez efficace pour diminuer
confidérablement le fecond accès, & pré-

venir très-souvent le troisieme, ou du moins lui enlever la plus grande partie des accidens qui le rendoient si redoutable.

Le fond de la fievre maligne n'étoit point sans doute radicalement détruit, & on n'avoit réussi qu'à suspendre & arrêter le torrent & la violence de son cours ; mais les purgatifs associés au quinquina, qu'on eut attention de placer dans les temps favorables, épuiserent peu à peu le fond de corruption, & sauverent presque tous les malades, dont la convalescence fut pourtant si longue & si difficile, que la plus grande partie ne put se rétablir qu'à la fin du mois de Septembre, par l'usage des raisins pour lesquels ils se sentoient naturellement entraînés, & qui leur procura une douce diarrhée plus favorable que tous les remedes qu'on employoit pour avancer ou assurer leur parfait rétablissement.

Le second exemple des fievres malignes épidémiques sous des apparences trompeuses, regarde celle qui se déclara à Mâcon,

Ville fort peuplée & agréablement située
fur les bords de la Saône, dans le mois
d'Avril de l'année 1762 : elle y faifoit bien
du ravage, enlevant tous les jours quinze
à dix-huit perfonnes, tant à l'Hôpital que
dans la Ville, lorfque j'y fus envoyé par
ordre du Roi, le 2 Mai. Je vifitai le même
jour, quoique la nuit fût fort avancée, plufieurs malades, où malgré la variété des
fymptomes dont ils étoient furpris, car on
pouvoit les divifer en trois claffes différentes, on reconnoiffoit toujours le caractere effentiel d'une fievre maligne très-
violente.

Dans la premiere claffe, le friffon plus
ou moins fort & plus ou moins long, étoit
fuivi d'une douleur de tête gravative, d'un
pouls vif, animé, d'une chaleur brûlante,
auxquels fuccédoient le délire. Chez quelques-uns, les anxiétés, les envies de vomir,
& le vomiffement fe déclaroient : on ob-
fervoit chez les autres, ou un cours de
ventre féreux & fétide, ou bien un météo-

rifme & une tenfion dans cette cavité fans aucune déjection. Quelques-uns rendirent des vers par le bas; mais cette évacuation ne leur donnoit aucun foulagement.

La feconde claffe des malades préfentoit des fymptomes tout oppofés, ou pour mieux dire, ne préfentoit que les apparences d'un calme & d'une tranquillité parfaite. Les malades ne fe plaignoient ni de mal à la tête, ni dans aucune partie du corps; le vifage paroiffoit dans un état naturel; le pouls étoit fort & plein, on fentoit feulement, par la preffion un peu forte de l'artere, une réfiftance dans les membranes artérielles, & dans l'écoulement des colonnes du fang; les malades répondoient parfaitement bien à toutes les queftions qu'on leur faifoit, & on n'appercevoit aucun nuage, aucun trouble dans la tête; les urines couloient comme à l'ordinaire; & toutes les fonctions étoient en apparence fi peu dérangées, que cet état de tranquillité en impofa à quelques perfonnes

de

de l'art, qui ne faififfant pas également tous
les fymptomes de la maladie, & s'imagi-
nant d'ailleurs que la crainte & la confter-
nation avoient l'unique part à leur fituation
actuelle, propoferent de faire lever & pro-
mener les malades, & de les diffiper par
les amufemens les plus agréables; mais ils
ne faifoient pas attention à l'abattement
inexprimable des forces, qui approchoit
d'une immobilité générale du corps, accident inféparable des fievres malignes de
toute efpece, au regard fixe de ces malades, qui annonçoit la tenfion des meninges & des fibres du cerveau; comme
auffi à la rigidité & à la réfiftance qu'on
fentoit dans les membranes artérielles, qui
indiquoit la difficulté du paffage du fang
dans les vaiffeaux fanguins, & les embarras
de la circulation. Ces différens accidens
mûrement confidérés, fuppofoient évidemment, malgré le calme trompeur dont ils
étoient enveloppés, une caufe interne &
fupérieure qui agiffoit fourdement fur le

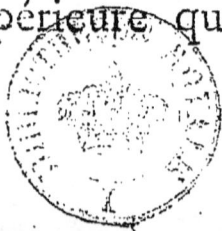

G

principe vital & fur le cerveau, d'autant plus à craindre, que fes effets fe manifefte-roient tout-à-coup dans leur plus terrible violence ; auffi tous les malades de cette claffe furent-ils frappés, dans le temps qu'on s'y attendoit le moins, du délire, du hoquet, des mouvemens convulfifs, & d'une tenfion générale du bas-ventre qui les fai-foit périr du cinq au fix, ou au plus tard du fix au feptieme jour , dans quelques heures. Enfin, on trouvoit dans les malades de la troifieme claffe , plufieurs fymptomes de la premiere, & quelques autres qui tenoient de la nature de ceux qu'on obferve dans la fievre maligne proprement dite , mais qui étant moins preffans, prolongeoit auffi la maladie jufqu'au treizieme & quatorzieme jour.

D'après ce court expofé des fymptomes obfervés dans ces différentes claffes, il n'étoit pas poffible de méconnoître la nature & le caractere de la fievre épidémique qui régnoit à Mâcon. Dès les premiers momens de mon arrivée, je concertai avec M. Barberet, Docteur en Médecine de la Faculté de Montpellier, pour-lors établi à Bourg en Breffe, actuellement premier Médecin de la Marine au Département de Toulon, qui s'étoit engagé avec la Ville pour le fervice des malades, & y donna des preuves de fon zele & de fon expérience, le plan général du traitement qui pouvoit convenir à cette maladie, & qui fut réduit aux tifanes rafraîchiffantes & antifeptiques, au vomitif donné en lavage dès l'entrée du mal, foutenu enfuite par des apozemes purgatifs, par la teinture de quinquina avec le fuc de citron, lorfqu'on foupçonnoit un fond de vermine, ou qu'on appercevoit des redoublemens, avec l'application des véficatoires après le vomitif, ou du moins au plus léger figne des idées difparates, d'affoupiffement, ou de menace d'embarras dans le cerveau.

Ces fecours adminiftrés à temps, fuivis avec toute l'attention poffible, & variés felon les circonftances, fauverent prefque tous les malades; tandis qu'ils périffoient tous auparavant, & qu'aucun de ceux qu'on avoit eu l'imprudence de faigner, foit dans le commencement de la maladie, foit pendant fon cours, pour diminuer, difoit-on, la violence de la fievre ou du délire phrénétique, n'avoit échappé à fa trifte deftinée. En quittant la Ville où j'avois la fatisfaction de voir renaître le calme & la confiance, on me demanda avec inftance, un précis fur la nature de la maladie, & la méthode qui avoit été fi heureufement employée pour pouvoir le répandre dans les Villages voifins, où la maladie s'étoit déjà communiquée, & où elle fut également falutaire.

Malgré tous les nuages & l'obfcurité dont les fievres malignes de toute efpece peuvent être couvertes, il y a toùjours des fignes qui les précedent, des préfages qui les annoncent, & qui n'échappent point aux yeux attentifs & exercés, fur-tout dans

la fievre maligne proprement dite; comme
auffi plufieurs autres qui la font reconnoître
même avec certitude, dans fon commencement : car la fievre maligne n'eft pas,
comme on le croit, une maladie de furprife, ou qui fe déclare tout-à-coup; elle
fe prépare au contraire pendant quelques
jours, & peut-être plus long-temps qu'on
ne penfe. Je rapporterai ces fignes & ces
accidens, tels que l'expérience me les a
montrés, en prévenant d'avance que la
plupart font fans difficulté, très-fautifs &
fort équivoques lorfqu'ils font féparés &
ifolés; mais que leur différente combinaifon
forme des préfomptions affurées fur la véritable nature de cette fievre.

1°. Les antécédens de la fievre maligne
fe manifeftent prefque toujours par des
laffitudes fpontanées, des foibleffes ou des
langueurs paffageres, des pefanteurs ou des
douleurs de tête qui fe diffipent promptement & reviennent de même, des furchar-
ges d'eftomac fans caufe évidente, & un

dégoût marqué pour les subftances animales.

2°. Un fentiment de pefanteur & une
douleur gravative dans la région lombaire,
qui fe déclarent dans bien d'autres maladies, eft un fymptome que j'ai le plus
conftamment obfervé, au rapport des malades, vers les approches de la fievre maligne. Prefque tous m'ont afluré qu'ils
fentoient cette douleur plufieurs jours avant
d'en être furpris. On peut regarder encore
les peines, les violens chagrins, les fortes
contentions d'efprit qu'on a éprouvées,
comme des antécédens qui nous mettent
fur la voie des véritables fignes dans le premier temps de l'invafion, & qui fe rédui-
fent aux fuivans.

3°. Le changement du vifage, celui des
yeux, l'altération du regard, fes variations
ou fon immobilité; en un mot, de l'enfemble de la phyfionomie, font des indices
d'autant plus certains, que les révolutions
promptes ou les dérangemens fubits qui af-

fectent les organes des sens pendant tout le cours de notre vie, reconnoiffent effentiellement le trouble & le défordre dans le mouvement du fang ou dans celui des nerfs; mais le premier n'étant point manifefte, paroiffant même dans fon état naturel, felon l'aveu de tous les Praticiens, on ne peut fe refufer au préfage évident d'une irritation dans le principe des nerfs, qui fe communique aux fens extérieurs.

4°. On obferve toujours d'une maniere plus ou moins marquée, dans le premier temps de la fievre maligne, quelqu'embarras dans la tête, foit pefanteur ou douleur, fouvent des inftans partagés entre des idées faines & difparates, ou des momens paffagers de délire obfcur ou d'affoupiffement; en un mot, la tête menacée ou un peu embarraffée, qui indiquent l'irrégularité des vibrations, des fibres médullaires, & manifeftent le nerveux.

5°. L'abattement & la proftration des forces eft toujours un figne certain & un

G 4

fymptome effentiel, inféparable de la fievre maligne : cet abattement y eſt même porté à un plus haut degré que dans toute autre maladie.

6°. Le pouls naturel ou preſque naturel que tous les Auteurs & Praticiens veulent reconnoître dans la fievre maligne, ne l'eſt certainement pas ; & un examen attentif y développe toujours les changemens ſuivans. 1°. On trouve une tenſion dans les membranes artérielles, qui paroît gêner & brider la dilatation de l'artere ; & on ſent en même temps, par la preſſion graduelle des doigts ſur l'artere, une réſiſtance de la part de la colonne du ſang qui paſſe dans le canal. 2°. On obſerve dans quelques fievres malignes, plus rarement à la vérité, non pas ce prétendu pouls preſque naturel, mais au contraire le pouls mol, déprimé ; & au lieu de la tenſion ou du ſpaſme des membranes artérielles & de la réſiſtance du fluide qui paſſe dans le canal, on remarque plutôt un écoulement flaſque & vuide de

fang, dont les cylindres & les colonnes paroiffent fe partager. 3°. Dans la fuppofition
que je me fois trompé pendant fi long-
temps, & que je me trompe encore (ce
qui m'eft plus ordinaire qu'à tout autre)
fur les différentes nuances de la tenfion des
membranes artérielles, & de la difficulté
du paffage du fang dans le canal artériel,
& dans celle où le pouls feroit, felon le témoignage des Auteurs & des Praticiens,
prefque naturel ; je foutiens, & il me paroît évident, que cet état du pouls annonce
fenfiblement un éréthifme nerveux qui attaque le principe vital & le fyftême vafculaire ; car l'accroiffement des forces vitales,
toujours relatif au décroiffement des forces
mufculaires, fi abattues dans la fievre maligne, détermineroit un pouls bien plus vif
& plus animé, avec une agitation plus violente dans nos humeurs, fans un fpafme
général & une altération confidérable des
parties intégrantes de notre fang, qui s'oppofent au méchanifme de la fievre, gênent

le mouvement du cœur & de tous les vaiffeaux, & rendent par conféquent la circulation plus difficile. Ainfi le pouls, de
quelque maniere qu'on veuille l'établir, &
fous quelque rapport qu'on l'obferve dans
la premiere invafion de la fievre maligne,
devient un indice certain du défordre qui
fe prépare dans l'intérieur, parce que la
hauteur ou la fréquence du pouls n'augmentant pas, les forces mufculaires font
cependant plus abattues qu'en fanté.

7°. Les différentes altérations de la langue, qui nous indiquent fi parfaitement les
dérangemens internes, & nous donnent
bien des lumieres fur la fituation des malades (puifque c'eft le feul vifcere extérieur
qui nous repréfente l'état des autres), ne
paroiffent pas toujours dans les premiers
momens de la fievre maligne; elle eft cependant pour l'ordinaire empâtée, brune,
feche ou blanchâtre : mais les différens
changemens d'aridité, de teintes bilieufes,
de noirceur, de fétidité qu'elle éprouve à

mefure que la maladie avance, ne fe montrent pas toujours dans fon début, & ne fe manifeftent quelquefois que par le développement de la fievre. Ainfi l'état de la langue obfervé dans la premiere invafion, n'eft point un indice certain du véritable caractere de la fievre maligne. Il en eft de même du gonflement du vifage & de la furdité, qui fe déclarent affez fouvent dans le commencement de cette fievre, & qu'on doit regarder pour-lors comme des fymptomes très-fâcheux, tandis qu'ils font d'un préfage favorable pendant le cours ou aux approches du déclin de la maladie.

8°. La cavité du bas-ventre eft toujours affectée dans la fievre maligne, & on peut s'en appercevoir lors même qu'il paroît déprimé : on y fent une tenfion, une réfiftance interne plus marquée qu'au dehors, & qui augmente ou diminue en différens temps de la journée; car indépendamment de la mutuelle correfpondance & de l'intime rapport qu'on remarque entre les affeЄtions de l'eſtomac & du bas-ventre, avec celles du principe des nerfs & de la tête, le foyer de la fievre maligne eſt toujours concentré & préparé dans les entrailles, d'où il ſe répand enſuite dans la maſſe des humeurs.

Enfin, les urines qu'on obſerve dans un état naturel ou preſque naturel comme le pouls; & qui ne paroiſſent devoir préſenter aucune défiance ou quelque ſoupçon de trouble & d'embarras dans cette ſecrétion, ſont pourtant d'un mauvais préſage; car l'expérience m'a appris que les belles apparences de cette excrétion, concourant avec quelques-uns des ſignes ci-deſſus marqués, & ſur-tout avec le grand abattement des forces, leur donnoient toujours un nouveau degré de certitude avant le développement des autres ſymptomes, & déceloient conſtamment un éréthiſme général des vaiſſeaux.

On n'a pas cet avantage; & ces premieres lumieres des ſignes avant-coureurs qui font ſuſpeЄter & reconnoître la

fievre maligne proprement dite, pour les
fievres malignes épidémiques, comme elles
reconnoiffent toujours une caufe commune
dépendante des différens changemens de
l'air, des exhalaifons putrides ou étrangeres mêlangées avec ce fluide, ou enfin
des alimens d'une mauvaife nature, elles
attaquent brufquement ceux qui font expofés, foit à l'action de la caufe commune,
ou aux émanations qui s'échappent des
corps malades, fans les indices généraux
des défordres qui les accompagnent; mais
auffi le doute & l'incertitude fur le caractere de la maladie, font bientôt diffipés par
le nombre des malades qui en font promptement furpris, & par la nature des accidens
qui fe déclarent.

Toutes les fievres malignes épidémiques
font toutes plus ou moins contagieufes &
plus ou moins meurtrieres; de maniere que
ceux qui les fervent par état & par devoir
comme les Médecins, par les fentimens de
tendreffe ou de liaifon comme les parens &

les amis, ou par befoin comme les Gardes
& les Infirmiers des Hôpitaux, doivent fe
condamner pendant tout le ravage de l'é-
pidémie, à un régime très-févere, & à man-
ger beaucoup moins que dans aucun temps
de leur vie, avec la précaution, s'il eft
poffible, de vifiter le plus grand nombre
des malades avant le repas, & prendre le
grand air dans la journée, fur-tout après
leur fervice (1).

_____

(1) C'eft à ces deux reffources que nous fûmes principalement redevables de notre fanté & de notre falut
pendant tout le temps de la pefte de Marfeille. Je n'ou-
blierai jamais la prompte & malheureufe deftinée de
quelques Chirurgiens-Majors & d'un très-grand nombre
de Garçons Chirurgiens qui, dans le préjugé populaire
& par les fauffes idées qu'ils avoient prifes fur la nature
de la pefte & les effets de la contagion, fe flattoient
(difoient-ils) de prémunir le cœur & fortifier tous les
organes contre les atteintes de la fievre peftilentielle,
en rempliffant leur eftomac avant d'aller vifiter les pefti-
férés ; mais ils furent tous, quelques jours après, les
triftes victimes de leur aveugle confiance & de la plus
fauffe & imprudente prévention. Quoique les émanations,
de quelque nature qu'elles foient, puiffent pénétrer &

Caufes de la Fievre maligne proprement dite.

On conçoit aifément que toutes les caufes capables de produire les fievres continues & putrides , font auffi à même de
déterminer la fievre maligne proprement
dite , puifque ces premieres dégénerent
fouvent en malignes par les circonftances
déjà rapportées ; mais il faut toujours
que ces différentes caufes foient portées à un

---

pénetrent réellement par la voie de la refpiration & par
les pores de la peau , il n'eft pas moins certain qu'elles
paffent auffi par la voie de l'eftomac & des autres organes
de la digeftion , & fe mêlangent encore plus aifément
avec le chyle : ainfi c'eft courir le double danger de ces
funeftes émanations , verfées & tranfmifes avec cette humeur dans la maffe du fang.

Je ne puis m'empêcher, à cette occafion , de parler ici
d'un autre préjugé généralement répandu, fouvent auto-
rifé, ou du moins permis par les perfonnes même de
l'art, fur la nourriture des vieillards, qui décide fi effentiellement de leur confervation & de leur vie : on s'ima-
gine fauffement, & contre toutes les apparences de raifonnement, qu'il faut leur donner une nourriture plus
abondante & plus fouvent renouvellée pour foutenir

plus haut degré d'activité, ou que plusieurs
se réunissent & concourent ensemble pour
occasionner la fievre maligne : car quoiqu'il
y ait dans toutes ces fievres & dans celles

(dit-on) ce fragile reste d'une vie chancelante, & réparer leurs forces par du vin, qu'on appelle pour cette
raison le lait des vieillards, & qui mérite bien mieux
celui d'une boisson destructive : mais on se trompe de la
maniere la plus sensible & la plus conforme à l'expérience, & les preuves qu'on croit en apporter pour étayer
cette fausse prévention, la condamnent & la détruisent ;
car il est évident que notre machine étant déjà usée par
les différens mouvemens de la vie, plus vous surchargez
des organes affoiblis, & moins vous les rendez capables
de continuer les fonctions auxquelles ils sont destinés,
& conséquemment la quantité des alimens, même les
plus convenables, met l'estomac hors d'état de les bien
travailler ; tandis que d'une autre part, en fournissant aux
humeurs, par une boisson échauffante, des parties volatiles
& spiritueuses, vous augmentez l'épaississement du sang,
& hâtez la sécheresse & le racornissement de nos vaisseaux, qui sont les seules causes de notre destruction.
Ainsi pour soutenir le principe vital & ces forces prêtes
à s'éteindre, les vieillards ou les personnes avancées en
âge, doivent prendre une plus légere portion d'alimens,
& une boisson plus douce & plus aqueuse que dans aucun temps de leur vie.

qui

qui en approchent, un fond confidérable d'éréthifme dans le fyftême nerveux & vaf-culaire, une altération fenfible dans nos humeurs, & un dérangement dans les principales fecrétions, ce n'eft pas cependant ce fpafme généralement répandu dans les nerfs, & particuliérement fixé dans leur origine; ce refferrement convulfif des vaif-feaux fanguins, qui gêne fi fort la circula-tion; ni cette défunion des principes de notre fang, ou cette tendance à la putré-faction de nos humeurs, qui en fufpend l'é-coulement dans nos vifceres, & les menace du déchirement de leur propre tiffu. Ainfi les caufes ordinaires des fievres continues & putrides dont je vais préfenter le détail, prennent conftamment une nouvelle force & un caraêtere plus marqué de violence pour la fievre maligne.

1°. Les exercices violens, les chaleurs exceffives auxquelles on peut être expofé, & qu'on fupporte pendant long-temps, l'ufage immodéré des boiffons ardentes,

contribuent souvent au développement des
fievres continues , ardentes & putrides ;
parce que la masse du sang se trouvant ,
dans toutes ces circonstances , très-agitée ,
& le mouvement de nos humeurs fort augmenté , les parties volatiles & spiritueuses
se dissipent avec le fluide séreux qui les
conservoit dans leur fluidité, d'où il résulte
un épaississement général du sang qui le
dispose à couler lentement dans les vaisseaux , & à s'arrêter dans les visceres & les
organes secrétoires ; tandis que dans le
même temps , par un effet inséparable de
cette premiere cause , les vaisseaux sanguins
se dessechent , les membranes se froncent ,
l'éréthisme s'empare du genre nerveux , &
les vaisseaux comme les fibres médullaires ,
éprouvent une tension suivie des mouvemens irréguliers qui préparent la fievre maligne. On voit aussi assez souvent, qu'un
enchaînement de malheurs & des tristes
réflexions qui y sont attachées, des travaux
assidus , des fortes contentions d'esprit,

occasionnent la fievre maligne : car le chagrin & la tristesse affectant vivement tous
les nerfs, sur-tout dans le cerveau, troublent encore sans cesse nos digestions, &
changent notre nourriture en mauvais sucs
qui corrompent insensiblement nos humeurs. On voit encore que les pauvres
gens qui travaillent si fort, sans pouvoir
soulager leur misere, étant d'ailleurs mal
nourris, sont très-exposés à la fievre maligne proprement dite.

2°. La suppression de l'insensible transs-
piration ou de la sueur, celle des autres
excrétions naturelles, les vives douleurs
continuées pendant quelque temps, les
suppurations internes ou les externes, dont
les issues ont été fermées, le refoulement
d'une humeur dartreuse, deviennent la
source des fievres de toute espece, continues, putrides, intermittentes, lentes : mais
si l'intensité de ces différentes causes augmente, si leur action se répand sur les nerfs,
attaque le principe vital, & décompose

notre fang, la fievre fe change bientôt en maligne par le développement de ces molécules étrangeres, & par cet accroiffement d'irritation, qui occafionne le refferrement de tous les vaiffeaux, & porte le défordre dans toutes les fonctions.

3°. Les mauvais levains accumulés dans les premieres voies, font regardés, avec raifon, par tous les Médecins, comme les caufes antécédentes des fievres continues, putrides & vermineufes : car cet amas de fucs indigeftes, ce foyer de matieres déjà altérées, fe dilatant tout-à-coup, & paffant brufquement dans la maffe du fang, allument bientôt ce feu qui fe répand dans nos fluides & nos folides, ou y caufent un épaiffiffement qui concentre & arrête le mouvement des uns & des autres. Lorfque cette matiere contracte un nouveau degré de putridité & d'acrimonie, il eft évident qu'elle doit produire des effets plus confidérables, & que les molécules dont elle eft compofée, plus développées & plus actives,

entraîneront le fyftême nerveux & vafculaire dans une irrégularité plus marquée &
plus continue de leurs ofcillations, & ren-
dront par-là le paffage de nos humeurs
beaucoup plus difficile dans tous nos organes.

4°. Enfin, le dérangement des faifons,
les différens changemens qui furviennent
dans l'athmofphere de l'air, des exhalaifons
de toute efpece qui fe mêlent avec ce
fluide, peuvent bien concourir & occa-
fionner la fievre maligne proprement dite ;
mais plus communément & prefque toujours les fievres malignes épidémiques,
comme on le verra dans l'article des caufes
de ces fievres.

*Symptomes de la Fievre maligne proprement
dite.*

Il ne faut pas croire que les fymptomes
de la fievre maligne foient toujours les
mêmes, ou également multipliés dans tous
les fujets qui en font attaqués; ils doivent

H 3

au contraire varier, felon l'intenfité des caufes, & leur concours plus ou moins réuni, fuivant la difpofition particuliere de notre fang & de nos vaiffeaux, fur-tout des nerfs, comme auffi felon les différens temps de la maladie : c'eft ici où la maxime vraie, *non omnia in omnibus*, trouve fa jufte application. On obferve ces mêmes accidens, ou du moins une grande partie, à quelques variations & différences près, dans les fievres malignes épidémiques : ainfi la théorie des accidens de la maligne proprement dite, conduira aifément à celle des épidémiques, en y expofant les différences particulieres dont ces dernieres font accompagnées.

1°. La fievre maligne proprement dite n'eft pas une maladie de furprife, comme je l'ai déjà dit : elle fe prépare de plus loin qu'on ne penfe ; les caufes mêmes les plus ordinaires qui l'annoncent ou qui la déterminent, telles que des chagrins redoublés, les triftes réflexions continuées pendant long-temps fur nos malheurs, les fortes contentions d'efprit & les follicitudes qui s'y joignent, ne produifent jamais promptement leur effet : on peut affurer au contraire, que cet éréthifme général, qu'on doit regarder comme la premiere fource de tous les accidens, a eu des gradations qui, ayant pris fucceffivement de nouvelles forces, a enfin entraîné tout le fyftême nerveux & vafculaire, dans un trouble & un défordre général de tous leurs mouvemens.

2°. On éprouve, quelques jours avant l'invafion de la fievre maligne, une répugnance très-marquée pour toutes les fubftances animales; parce que la falive, le fuc gaftrique, chargés des parties des mauvais levains déjà ramaffés dans les voies alimentaires, rendent les nerfs de la langue & de l'eftomac, infenfibles à l'action des alimens ordinaires, & qu'ils ne peuvent être agréablement fecoués que par l'impreffion des acides, des fruits ou des alimens irritans.   H 4

3°. La douleur gravative dans la région lombaire, un des fignes avant-coureurs de la fievre maligne, & qui fe foutient pendant fon cours, dépend du fpafme nerveux déjà répandu dans la diftribution des nerfs de la moëlle épiniere, dans les facrés, les lombaires, qui gêne, par ce froncement, la circulation dans les vaiffeaux fanguins, & retarde le paffage du fang dans toute cette région.

4°. Le grand abattement, inféparable de la fievre maligne, & qui la défigne particuliérement, reconnoît différentes caufes qui concourent & fe réuniffent pour déterminer cette langueur générale dans l'action mufculaire : car les nerfs fe trouvant déjà dans un état de fpafme, fourniffent une moindre quantité de fluide nerveux aux fibres motrices ; ce qui influe effentiellement fur la diminution de leurs efforts & de leur action. Cette même caufe, c'eft-à-dire l'éréthifme des filets nerveux qui s'oppofe au libre écoulement des efprits dans le tiffu des fibres mufculaires, communique le

même état de fpafme aux vaiffeaux fanguins, bride par ce refferrement les battemens artériels, & retarde de plus en plus
le paffage du fang, fi néceffaire pour l'action mufculaire. Or, les fibres motrices,
gênées par le froncement des tuyaux nerveux, privées d'une partie des efprits, &
accablées par la maffe du fang arrêté dans
les vaiffeaux fanguins, font bientôt incapables de pouvoir exercer leur action, &
réduites à un engourdiffement, une inertie
qui produifent cette proftration générale
des forces.

5°. Les naufées, le vomiffement ou les
cours-de-ventre de différente nature, les
pefanteurs ou douleurs d'eftomac dont les
malades font attaqués dans le prélude de la
fievre maligne ou dans fa continuation,
dépendent des mauvais levains & des matieres âcres ramaffés dans l'eftomac & le
canal inteftinal, qui irritant fans ceffe les
nerfs gaftriques ou mérentériques, occafionnent les douleurs, le fpafme, les foi-

bleffes & la réjection des matieres contenues dans les organes de la digeftion, fans
qu'on éprouve cependant aucune diminution des accidens de la fievre ; parce que
ces évacuations ne font que des expreffions
forcées de ces matieres putrides, dont les
plus fluides font feulement entraînées ; que
le fond en fubfifte toujours, fe développe
de plus en plus, & renouvelle par conféquent les mêmes impreffions & les mêmes
effets.

6°. La langue eft pour l'ordinaire blanchâtre, empâtée dans le commencement
de la fievre ; mais l'aridité, la féchereffe
s'emparent bientôt de ce vifcere extérieur ;
elle prend des nuances brunes, bilieufes,
noirâtres, & fouvent elle eft enduite &
tapiffée d'une efpece de croûte foncée ou
noire, qui s'oppofe à la liberté de fes mouvemens, & à toute impreffion des liquides
& des boiffons qu'on donne aux malades.
Ces différentes & fucceffives altérations
dépendent de l'éréthifme des papilles ner-

veufes qui froncent & deffechent fon tiffu, du défaut de la falive déjà vitiée, qui ne fe féparant qu'en petite quantité dans les glandes, ne peut par conféquent laver & humecter l'intérieur de la bouche; enfin, des exhalaifons du levain putride, qui s'élevant fans ceffe de l'eftomac, s'arrêtent fur la langue, & y dépofent des parties âcres & corrompues qui la deffechent de plus en plus : il arrive même fouvent, que non-feulement la langue, mais encore toutes les parties voifines, l'arriere-bouche & les gencives, font couvertes des molécules de ces exhalaifons qui répandent cette mauvaife odeur de la bouche des perfonnes attaquées de la fievre maligne, & affectent fi vivement les membranes & les vaiffeaux de l'intérieur de la bouche, que la gangrene s'y déclare, & y fait de funeftes progrès. J'ai vu quelquefois le détachement des membranes de l'intérieur de la bouche & d'une partie du canal alimentaire.

7°. Les urines font très-fouvent claires,

ambrées, & ne préfentent aucun trouble
dans cet organe fecrétoire, du moins pendant les premiers jours de cette fievre,
parce que l'éréthifme général des vaiffeaux
retenant dans le fang la plus grande partie
des principes huileux, falins & terreftres,
ne laiffe paffer par les voies urinaires que
les parties les plus légeres & les moins
bourbeufes, qui n'apportent aucun changement bien fenfible fur la nature, le fond
& la couleur de cette humeur excrémenti-
cielle ; mais bientôt après, le défordre
général de tous les organes fecrétoires fe
communique à celui-ci ; & le fang tombant
déjà dans la diffolution putride, verfe par
les arteres émulgentes, dans la fubftance
des reins, tous les principes de l'urine entiérement confondus, & quelquefois des
globules rouges qui rendent d'abord les
urines bourbeufes, briquetées & fanguino-
lentes ou noires. Cette derniere combinaifon des parties de l'urine annonçant une
décompofition plus confidérable de toutes

nos humeurs, eft auffi toujours d'un préfage funefte.

8°. L'égalité dans la fréquence & la force des battemens artériels qu'on veut établir naturelle ou prefque naturelle, ne l'eft jamais. Cette prétendue approximation de l'état naturel, doit être attribuée, 1°. à l'éréthifme nerveux qui étend fon action fur tout le fyftême vafculaire, & retarde confidérablement la circulation; 2°. à la nature & au caractere de la matiere morbifique, qui condenfant & rapprochant toutes les parties du fang, forme de nouveaux obftacles à fon paffage dans les vaiffeaux fanguins, & retient le mouvement du cœur & des arteres : il eft quelquefois mol, déprimé; ce qui dépend de la diffolution putride qui gagne la maffe des humeurs, incapables par-là de foutenir leur mouvement inteftin, & leur imprimer une certaine force ou une fuffifante vélocité pour diftendre les vaiffeaux fanguins : mais il eft d'une conféquence infinie, d'examiner dans ces circonſtances, avec la plus grande attention, le pouls & les ſymptomes qui accompagnent cet état d'abattement des forces vitales; car quoiqu'il ſoit débile, il eſt preſque toujours dur, ou concentré, ou irrégulier; & ſouvent tous ces ſignes de ſpaſme général s'y trouvent réunis, & laiſ-ſent peu d'eſpérance pour la vie des ma-lades.

9°. Dans ces différentes alternatives de l'état du pouls dans les fievres malignes, on obſerve ſouvent des redoublemens plus ou moins violens & plus ou moins forts, qui ſe manifeſtent pour l'ordinaire vers les quatre ou ſix heures du ſoir: on ne s'apperçoit qu'avec peine de leur commencement; le malade ne ſe plaint d'aucun froid ni inté-rieur ni externe, & il n'y a qu'un refroi-diſſement des pieds & des extrêmités ſupé-rieures auquel le malade ne penſe pas. Ce friſſon n'avance que lentement à une cha-leur plus ou moins ſenſible, mais ſe ſoutient pendant long-temps. C'eſt dans ces redoublemens que le malade eſt beaucoup plus accablé , la tête plus affeƈtée , & que les embarras ſe forment dans les différens viſceres. Quelquefois ces redoublemens ſont plus violens , & annoncés par un froid convulſif de la mâchoire & de la langue, des foibleſſes , des cordialgies : ce froid ſyncoptique eſt toujours ſuivi d'une chaleur très-âcre , des agitations continuelles, des mouvemens convulſifs , & de tous les ſignes d'une mort prochaine. Cette nature différente de redoublemens ou exacerbations de la fievre , & la variété de leur violence , doivent être attribués à la quantité plus ou moins conſidérable du levain putride qui paſſe des premieres voies dans le ſang, à des molécules plus maſſives dont il eſt chargé , & à l'impreſſion plus forte qu'il produit dans le principe des nerfs ; car indépendamment de l'éréthiſine des fibres médullaires du cerveau , & de l'embarras général de la circulation , il faut de toute néceſſité que les rameaux des nerfs maxillaires inférieurs, ou de la troisieme branche de la cinquieme paire des nerfs de la moëlle allongée, & ceux de la neuvieme paire, soient plus vivement affectés, & la circulation beaucoup plus difficile dans tous les vaisseaux.

10°. Les idées disparates ou le délire obscur observés dans le commencement de la fievre maligne (quoiqu'ils ne se soutiennent point), annoncent toujours une cause interne qui travaille sourdement sur le principe des nerfs & sur les meninges. Cette même cause, qui ne peut tomber que sur une matiere étrangere, de quelque source qu'elle vienne & de quelque nature qu'on veuille la supposer, se développant de plus en plus, & agissant toujours sur les fibres, augmente aussi l'éréthisme nerveux, & produit un effet plus marqué : ainsi le délire doit être plus continu, plus violent, & sera accompagné tantôt des mouvemens convulsifs, tantôt des convulsions, selon que les nerfs affectés dans leur origine,

forceront

forceront d'une maniere plus conſtante ou plus irréguliere, le fluide nerveux dans ceux qui partent du cerveau ou de la moëlle épiniere, pour ſe diſtribuer dans les différentes parties.

11°. A ce délire ſe trouve ſouvent joint un état intermédiaire, c'eſt-à-dire, des intervalles de délire & d'aſſoupiſſement qui forment le *comavigil*, où les malades, les yeux fermés, paroiſſent dormir, quoiqu'ils ſoient éveillés & dans le délire ; de maniere que ſi on les touche ou qu'on leur parle, ils ouvrent les yeux, regardent de travers, répondent quelquefois, mais retombent promptement dans leur ſommeil. Cet état mixte de délire, de ſommeil & de veille paſſagere, qui eſt pourtant un vrai délire, doit être attribué à l'inégalité du ſpaſme, des fibres médullaires, & de la preſſion des vaiſſeaux ſanguins, qui détermine des vibrations plus fortes dans les unes que dans d'autres, & un paſſage plus ou moins difficile du ſang dans quelques

I

vaiffeaux ou finus du cerveau.

12°. Lorfque les fibres médullaires tombent dans le relâchement par l'action continuée de la caufe étrangere fur l'origine des nerfs, & par une preffion plus générale des vaiffeaux fanguins, ou que cette matiere étrangere fe jette brufquement fur les nerfs & les vaiffeaux du cerveau, la fufpenfion des fonctions animales ou la léthargie fuccedent à cet état incertain de délire & de fommeil, ou bien fe déclarent, dans le moment de l'invafion de la fievre maligne, fous l'apparence d'un accident apoplectique, accompagné d'hémiplégie ou de paralyfie particuliere, comme on le verra dans l'obfervation rapportée plus bas, & comme on l'obferve affez fouvent ; parce que les nerfs font tout-à-coup enveloppés de la matiere morbifique, & que la circulation du fang eft confidérablement ralentie & embarraffée dans les ramifications artéreilles & dans les finus du cerveau.

13°. Le fommeil comateux ou léthargique dépend du froncement convulfif des membranes du cerveau, qui gêne immédiatement cet organe, & occafionne une preffion & des engorgemens dans les vaiffeaux. Quoique l'affoupiffement ou le délire puiffent être déterminés par des inflammations & des abcès, l'un & l'autre ne furviennent que lorfque la maladie eft avancée, & fouvent ils font précédés d'une douleur de tête qui a commencé avec la maladie ; de maniere qu'on peut diftinguer les affections de la tête caufées par des léfions fpafmodiques, d'avec celles qui font produites par des inflammations du cerveau. Le fpafme, que la matiere étrangere ou putride caufe par fon acrimonie & l'irritation des tuyaux nerveux, eft le véritable principe des affections cérébrales obfervées dans la fievre maligne; telles font le délire, l'affoupiffement, le tintement, le bruiffement des oreilles, la furdité, l'obfcurciffement de la vue; parce que les léfions fpafmodiques du cerveau & le fron-

cement convulfif de fes membranes, inter-
ceptent la circulation dans les finus, &
dérangent ou fufpendent les fonctions animales.

14°. La continuation du délire fouvent
accompagné de mouvemens convulfifs,
auxquels fe joignent dans le cours du mal,
le foubrefaut des tendons, le hoquet, & un
changement très-fenfible dans le pouls,
fuppofent non-feulement l'action continuée
des molécules du levain putride fur les
fibres médullaires & les membranes du
cerveau; mais encore de nouveaux fpafmes
fufcités en différens vifceres, comme l'eftomac, les entrailles, foit par une portion du
levain dépofée fur les nerfs gaftriques,
méfentériques & phréniques; foit encore
par la fympathie & la communication des
nerfs premiérement affectés, ce qui doit
néceffairement augmenter le défordre général du fyftême nerveux, & l'irrégularité
du mouvement des efprits. Le hoquet,
qu'on voit quelquefois calmé par quelques

cuillerées de boiffon ou de tifane, mais qui
fe renouvelle bientôt après, n'en eft pas
moins redoutable & d'un préfage funefte;
parce que le fluide qu'on avale, change
bien, pour quelques inftans, cette direction
du mouvement fpafmodique, & modifie
l'irritation des nerfs de l'eftomac; mais ne
fauroit prévaloir contre la caufe toujours
agiffante fur leur tiffu, & les ofcillations
tumultueufes déjà imprimées aux nerfs de
ces parties.

15°. La nature, toute accablée qu'elle
eft, faifant tous les efforts dont elle eft
encore capable, & foutenue d'ailleurs par
les reffources de l'art, tente quelque évacuation qui puiffe la foulager; mais il ne
lui eft pas poffible d'agir fur toute la maffe
de la matiere morbifique, ou d'en épuifer
le fonds, ou de changer cette qualité dé-
létere, déjà communiquée à nos humeurs;
ainfi elle tâche de la prendre en détail,
& redouble fes forces pour en détourner
une partie au dehors, ce qui favorife &

détermine ces dépôts en différentes parties internes ou externes, comme les parotides, les bubons, les charbons, les diarrhées, les flux d'urine, les hémorrhagies, qui paroiſ-ſent dans le cours de la fievre maligne, lorſque cette tendance & réunion d'efforts dépoſe au dehors, ou fait paſſer par les couloirs des organes internes, une partie des impuretés du ſang, & que cette éva-cuation fournit à un ſuffiſant écoulement du levain éthérogene, la nature ſe trou-vant plus à l'aiſe & moins gênée, travaille enſuite, avec plus de ſuccès, à atténuer, fondre & détruire le reſtant de la maſſe étrangere, & opere ces criſes ſalutaires, ces heureux dépôts, qui calment les acci-dens du mal, & rétabliſſent peu à peu l'ordre dans toutes les ſécrétions. Que ſi au contraire l'action des vaiſſeaux ſe trouve inſuffiſante, & que les forces vitales ne puiſſent dompter l'âcre dominant dans nos humeurs, la nature donne dans les érup-tions même, ou les évacuations qu'elle a

déjà préparées, des marques de fa foibleffe & de fon impuiffance, qui déterminent ces crifes infidelles, ces parotides,
ces bubons durcis bientôt après leur fortie,
des éruptions avortées prefque dans leur
apparition & fubitement rentrées, ou bien
des évacuations forcées & continues, des
hémorragies exceffives, des diarrhées col-
liquatives, qui avancent encore l'épuifement général, & précipitent la deftruction
de notre machine.

16°. Enfin, le changement des différentes parties du vifage, l'affaiffement & le
relâchement des chairs, la couleur plom-
bée de la peau, la rétraction ou le refferrement des chairs, la contraction ou la dif-
torfion des parties, l'irrégularité du mouvement des organes de la face, & tous les
autres fymptomes fpafmodiques ou convulfifs, annoncent prefque toujours une
mort prochaine.

*Caufes des Fievres malignes, épidémiques,
pourprées, exanthémateufes & pétéchiales.*

Les maladies ou fievres épidémiques
malignes, ne font pas d'un feul & même
genre ; elles different au contraire felon la
variété des faifons qui ont précédé & qui
fe foutiennent, felon l'expofition & l'emplacement des habitations, felon la différente nature des émanations dont l'air eft
chargé, & fuivant celle des alimens dont
on fe nourrit.

Il eft certain que toutes les maladies
épidémiques qui regnent en certains temps
& en différens pays, & conféquemment
les fievres malignes pourprées & autres,
doivent être rapportées à trois caufes générales, capables d'agir en même temps fur
plufieurs fujets : 1°. aux différentes qualités
& changemens de l'air ; 2°. aux émanations
particulieres qui s'élevent de l'intérieur de
la terre ou de fa furface, & fe mêlent avec
ce fluide ; 3°. à la nature des alimens dont

on

on se nourrit. Ces trois causes séparées ou combinées, sont les seules possibles dans notre globe, qui puissent affecter également, dans le même temps, différentes personnes, les naturels du pays & les étrangers, les riches comme les pauvres, les paysans & les soldats.

La premiere cause comprend l'inconstance des saisons, toutes les variations subites, & les changemens alternatifs dans la température de l'air. On a observé dans tous les temps & dans tous les pays, que les saisons pluvieuses, suivies de vives chaleurs, & soutenues d'un vent de midi, comme aussi un froid vif & piquant succédant à cette chaleur, ou tout autre changement subit dans l'athmosphere de l'air, occasionnoient presque toujours des fievres épidémiques & souvent malignes, comme des rhumes violens & intraitables, des toux convulsives, de fausses pleurésies très-dangereuses, des péripneumonies funestes, des angines mortelles, des catarres suffoquans;

K

parce que dans ces différentes variations
subites, & les passages alternatifs du froid
au chaud ou de la chaleur au froid, les
pores de toute l'habitude du corps sont
ouverts ou resserrés, nos humeurs raréfiées
ou condensées, nos vaisseaux dilatés ou
rétrecis, l'insensible transpiration supprimée
ou forcée; ce qui doit nécessairement dis-
poser la masse des humeurs à des stagna-
tions, des engorgemens, des irritations
dans nos visceres, tantôt les uns, tantôt les
autres, selon qu'ils sont plus ou moins
exposés aux premieres impressions de l'air
qui les frappe, ou plus & moins susceptibles
des altérations que ce fluide peut leur
communiquer.

La seconde cause s'étend à toutes les
émanations qui s'élevent des entrailles de
la terre, aux exhalaisons des eaux bour-
beuses-croupissantes, au limon & à la
mousse des étangs corrompus par l'ardeur
du soleil, à la putréfaction des insectes, des
poissons, & à une infinité de vers presque

invisibles, qui fourmillent & surnagent sur les eaux des marais.

Toutes les émanations putrides, ou d'une nature âcre & fétide, ces corpuscules exaltés & corrompus, pénétrant par différentes voies dans notre corps, alterent de toute nécessité la masse de notre sang, la décomposent, irritent en même temps le système nerveux, portent le trouble dans les oscillations des fibres médullaires, qui entraîne bientôt le désordre dans la circulation, & attirent par-là des fievres épidémiques de toute espece ; quelquefois elles affectent tout le corps, comme les fievres pourprées, pétéchiales, exanthémateuses; souvent elles se fixent sur certaines parties, comme la gorge, le poulmon, les entrailles, & tantôt elles paroissent se partager en deux endroits principaux, & attaquer en même temps la tête & la poitrine, ou différens organes secrétoires.

C'est par les inondations de l'ancien bras du Rhin, que se déclarent, du côté de

K 2

Leyde (1), les différentes fievres épidémiques & malignes. A Charlottenburg (2), & dans les différens autres lieux, par celles du Danube. A Rochefort (3), par quantité de marais d'une eau limonneuse & puante, que les hautes marées forment en se retirant, & qui répandent dans l'air une odeur fétide, & d'un mauvais caractere. En Languedoc (4), dans les différens Villages de la côte maritime, vers le sud-est, que la mer baignoit autrefois, & qui, par sa retraite & son éloignement, a laissé différens étangs où les eaux croupissent, & forment une vase & une mousse qui, se desséchant pendant les grandes chaleurs de

---

(1) Pechlin, Observat. 17.

(2) Colerus, in Tractat. de Morbis castrensibus, decad. 3.

(3) Traité des Fievres malignes & pestilentielles, tom. 1.

(4) Dissertation sur le charbon malin, pag. 19, imprimée à Dijon, 1769.

(5) Lancisi, de noxiis paludum effluviis.

l'été, répandent continuellement des exhalaifons putrides, d'une odeur très-forte :
& fi l'on vouloit paffer dans des terres
plus éloignées, telles que l'Egypte (1), où
on obferve des fievres malignes, épidémiques & peftilentielles, qui s'y renouvellent
toutes les années, par les inondations du
Nil; & en Perfe, par les eaux qu'on dé-
tourne & qu'on retient dans les campagnes,
pour procurer l'abondance, & avancer la
maturité du riz; ainfi il eft inconteftable,
par toutes les obfervations faites dans tous
les Pays & les différens continens, que les
eaux ftagnantes, la putréfaction des in-
fectes, des poiffons, les marais, & leur vafe
pourrie & corrompue, comme auffi les
exhalaifons & émanations qui s'élevent des
entrailles de la terre & des mines, occafionnent conftamment des fievres épidémiques de toute efpece.

___

(1) Dappert, in Defcriptione de Morbis Africæ,
cap. 20.

(2) Montanus, de Morbis epidemicis.

On ne connoît certainement pas, & on ne connoîtra jamais la nature de ces émanations; & leur maniere d'agir fur notre fang & fur nos vaiffeaux, n'eft pas moins impénétrable. La combinaifon particuliere de leurs parties intégrantes, mêlées & confondues dans nos humeurs, forme peut-être par leur mêlange un levain très-actif & meurtrier, tandis que ces mêmes fubftances, féparées & prifes à part, ne produiroient aucun effet nuifible. Des poifons très-violens, lorfqu'ils pénetrent dans notre fang par les pores de la peau, & les vaiffeaux cutanés, perdent ou paroiffent perdre leur caufticité & leur violence, lorfqu'ils font pris intérieurement, & paffent par les organes de la digeftion. Les fubftances même mortelles pour les animaux, ne le font pas pour les hommes. On ne peut obferver que les effets qui réfultent de l'impreffion de ces différentes émanations, & ils font toujours fi variés & fi compliqués, qu'il ne nous eft pas permis de reconnoître

leur premier principe, ni la maniere dont
ils ont été produits.

Tout conſpire à ces prodigieux & inex-
plicables effets de l'action de ces parties.
Le changement ſubit qu'elles produiſent
dans les fibres médullaires ; les mouvemens
irréguliers qu'elles excitent dans leurs oſcillations ; le principe vital qu'elles attaquent d'une maniere ſi prompte ; le reſſerrement convulſif qu'elles occaſionnent dans
le ſyſtême vaſculaire ; enfin, la décompoſition des principes de notre ſang, augmentent ſi fort le déſordre de la circulation, & bouleverſent ſi intimément toute
l'économie animale, qu'il n'eſt pas poſſible
d'appercevoir la ſource, & de ſuivre l'enchaînement de cette foule & de cette
variété ſurprenante d'accidens, & des
ſymptomes qu'on obſerve dans ces fievres.

Ces effets nous annoncent bien que le
trouble s'empare de la tête ; que les vaiſſeaux du cerveau & ſes membranes ſont
attaqués ; que les obſtacles à la circulation

fe multiplient dans nos vifceres ; & par
une fuite néceffaire, que le fang s'arrêtant
& coulant difficilement dans fes vaiffeaux,
ne peut arriver qu'avec peine dans les
fources vitales, déjà furprifes & affectées
par le développement du funefte levain
introduit & mêlangé avec nos humeurs.

L'action apparente de ces caufes, &
leurs effets, quoique difficiles à faifir & à
comprendre, font bien en partie démontrés
par l'ouverture des cadavres de ceux qui
ont péri de ces fievres, où l'on trouve des
vaiffeaux engorgés, frappés d'échimofes,
de gangrene, de points livides, noirâtres,
fphacelés dans l'eftomac & dans l'étendue
du canal inteftinal ; comme auffi des fluides
totalement dénaturés, fans confiftance,
d'une couleur brune foncée : mais on ne
pourra jamais fonder la maniere dont toutes
ces révolutions ont été préparées & déter-
minées, & par conféquent approcher des
reffources capables d'en combattre les caufes, que par analogie toujours douteufe &
infidelle,

infidelle , fi des obfervations multipliées ,
des attentions réfléchies , & une longue
expérience ne confirment les fuccès qu'on
peut en attendre.

La troifieme & derniere caufe reconnoît
la mauvaife qualité des alimens, & fur-tout
du pain chargé des fubftances étrangeres,
qui fourniffant un chyle d'une nature déletere & cauftique, loin de réparer le principe de notre vie, porte dans nos veines le
germe deftructeur qui le ruine & le détruit.
C'eft de ce levain cauftique que dépendent
ces vomiffemens énormes que rien ne peut
arrêter, ces cours de ventre poracées, &
ces dyfenteries affreufes, fupérieurs à toutes
les reffources humaines qui accompagnent
ces fievres épidémiques malignes fi meurtrieres.

Heureufement cette caufe n'eft pas fi
fréquente que les deux premieres, & n'a
lieu que dans ces malheureufes & cruelles
années de ftérilité & de famine, où le
pauvre & l'indigent fe nourrit de tout ce

L

qu'il trouve & peut avoir; & dans ces
fieges obftinés & longs, où le mauvais
pain encore manque aux troupes, & les
force à faire ufage des viandes étrangeres
à leur conftitution, & qui les révoltent
dans le temps même qu'elles calment leur
faim, & les foutiennent.

Symptomes des Fievres malignes, épidémi-
ques, pourprées, exanthémateufes, &c.

La plus grande partie des fymptomes
expofés dans la fievre maligne proprement
dite, eft pareillement obfervée dans les
épidémiques malignes; mais celles-ci en
ont qui leur appartiennent en particulier.

1°. Les épidémiques malignes fe déclarent brufquement, & attaquent dans le
même temps plufieurs fujets, tandis que
la fievre maligne fe prépare de loin, préfente fouvent des fignes avant-coureurs
de fon invafion, & ne s'étend qu'à deux
ou trois perfonnes, parce que les épidémiques dépendant d'une caufe commune

qui agit fur tout le monde, en furprend
plufieurs à la fois, & fucceffivement.

2°. Les épidémiques malignes, & même
toutes les fievres épidémiques, de quelque
efpece qu'elles foient, parcourent toujours
leurs temps avec plus de rapidité, & les
partagent fouvent en des intervalles iné-
gaux, & avec des révolutions que le fond
& la nature du mal ne paroiffent pas indiquer; de maniere que les accidens les plus
preffans nous annoncent tout-à-coup le
dernier effort de nos organes, dans le temps
même qu'on les croyoit encore capables de
quelqu'heureufe reffource, & qu'on penfoit
à les fecourir; ce qu'on peut aifément déduire de l'action générale de la caufe des
épidémies, qui affectant plus ou moins effentiellement plufieurs vifceres, y occafionne auffi des défordres plus ou moins
confidérables, & les engorge totalement
lorfqu'on ne s'y attend pas.

3°. Les malignes épidémiques, pourprées, exanthémateufes, &c. tendent, par

leur caractere, à une éruption cutanée, quoique ces éruptions ne se manifestent pas dans tous les sujets qui en sont attaqués : soit que la nature trop accablée ne puisse pousser au dehors une partie du levain dont elle est enveloppée ; soit qu'une prompte mort s'oppose à toute espece de dépuration, il est toujours certain, par l'observation, que les malignes épidémiques, pourprées, tendent, par leur nature, à une éruption, comme la petite vérole, à celle des boutons sur l'habitude du corps : mais ces éruptions & ces taches de différente espece, essentielles par leur nature aux malignes pourprées, ne le font point du tout à la maligne proprement dite ; elles n'y paroissent que rarement pendant son cours, ne se manifestent que sur la fin ; & toujours funestes par leur apparition, sont encore fixées en très-petite quantité, dans deux ou trois endroits du corps ; tandis que dans les épidémiques, le pourpre ou les taches couvrent indifféremment la surface du corps, & fe déclarent du trois au quatre ou cinquieme jour de la maladie.

4°. Enfin , ces taches pourprées , toujours mortelles dans l'augment ou le cours de la fievre maligne proprement dite , font fouvent très-favorables dans les épidémiques, lorfqu'elles paroiffent avec quelque diminution des accidens , & qu'elles font fuivies, le 7, le 1 1 ou le 1 4, des fueurs, ou d'une falivation abondante, qui terminent la maladie plus heureufement que tout autre évacuation.

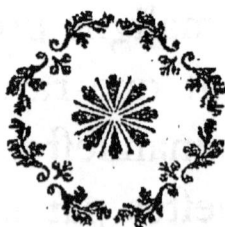

CHAPITRE SECOND.

De la Curation & du Traitement des Fievres malignes.

IL n'a pas été donné aux hommes de pouvoir changer l'essence des maladies, d'arrêter leur marche, suspendre leurs périodes, ou intervertir l'ordre des révolutions, & des temps qu'elles ont coutume de parcourir, relativement à leur différente espece & à leur caractere particulier. Nous ne sommes que les foibles instrumens des ressources que l'art prépare pour détruire le germe des maux auxquels nous sommes exposés : tous les secours humains qui paroissent annoncer souvent les succès les plus décisifs & les plus inespérés, ne sont que des forces auxiliaires, entiérement subordonnées à celles de la nature, inhérentes à la construction admirable de notre machine, qui ne manquent jamais au befoin, & deviennent toujours victorieufes lorfqu'elles font foutenues à propos, ou qu'elles ne font pas croifées dans les mouvemens & les efforts qu'elle ne ceffe de faire pour notre confervation : ainfi l'unique but, & toute la fcience du Praticien habile, confiftent à bien juger la maladie dans fon principe, à en faifir les caufes, à reconnoître le tempérament du malade & fa maniere de vivre ; à balancer le produit des forces qu'il eft en état de fournir, & celui que le mal peut lui enlever ; enfin, à étudier & profiter des momens favorables pour débarraffer la nature d'une partie des entraves que la maladie jette & répand dans les principaux organes.

L'heureufe terminaifon de nos maladies fera toujours l'ouvrage de la nature : celui du Médecin fe réduit à la fecourir fans violence, & à proportionner l'activité des moyens ou des remedes qu'il veut employer, au degré des obftacles dont elle eft

accablée. Si on veut les emporter brufquement, & rompre tout-à-coup les chaî-
nes qui paroiffent lier & arrêter fes mouvemens, on porte encore plus le trouble
& le défordre dans les reffources qu'elle
pouvoit fe ménager; fouvent elle eft plus
épuifée par les prétendus fecours qu'on
s'empreffe de lui donner, que par la violence de la maladie. Nos organes ne fauroient être rapidement débarraffés des obftacles qui s'y font formés; il faut, pour
ainfi dire, les prendre en détail, fecourir
les plus menacés, les plus effentiels à la
vie, & s'attacher fur-tout à déplacer des
premieres voies, la fource des mauvais levains, qui fournit & charrie continuellement dans la maffe de nos humeurs, ces
parties étrangeres & corrompues, qui
attaquent fi vivement le principe vital &
le fyftême nerveux.

On fe prévient toujours, & on fe décide
pour les remedes que le fyftême qu'on a
adopté, fur la nature & les caufes de la
maladie,

maladie, nous préfente comme les plus capables de les détruire. Les Médecins, qui
ne voient dans les fievres malignes que
des menaces d'inflammation dans le cerveau & les autres vifceres, mettent toute
leur confiance dans la faignée, employée
dès le commencement de la maladie, pour
diminuer le volume du fang, prévenir les
engorgemens intérieurs , & détourner
principalement ceux du cerveau par la
faignée du pied.

Les autres, uniquement occupés d'une
coagulation générale des humeurs, & d'un
venin qui les a déjà infectés, prennent une
route toute oppofée, & fubftituent à la
faignée, les cordiaux, les alexipharmaques,
les affocient aux anti-putrides, pour ré-
fifter plus puiffamment encore au fond de
malignité qui leur paroît dominer, en quoi
ils font toujours foutenus par le préjugé
général en faveur de ces remedes.

Plufieurs abandonnant le fecours de la
faignée & des cordiaux, comme oppofés à

M

leurs principes, fe déterminent pour les purgatifs, les émétiques, les véficatoires; tandis que quelques-uns, fondés fur la dégénérefcence totale du fang & l'apparition des redoublemens qui fe déclarent fouvent dans les fièvres malignes, regardent le quinquina donné à forte dofe, comme le remede le plus efficace & le plus convenable pour remplir toutes les vues curatives qu'on doit fe propofer dans le traitement de cette fievre.

Je ne fuis ni ne veux défier aucune fecte; je n'adopte aucune opinion particuliere fur la nature, les caufes & leur maniere d'agir dans les fievres malignes; fans aucune prédilection pour les remedes favorifés par le préjugé, ou accrédités par la mode, je m'en rapporte uniquement à l'expérience & à l'obfervation. Pourroit-on ne pas fe dépouiller de tout fyftême, de toute prévention, & de tout autre motif, quel qu'il puiffe être, lorfqu'il s'agit de la vie des hommes, & qu'on tient entre fes mains la

deſtinée de ceux qui ſe livrent & s’aban-
donnent avec confiance à nos ſoins & à
notre prudence ?

C’eſt auſſi avec l’unique ſecours de l’expérience, que je propoſerai le traitement
des fievres malignes, ou, pour mieux dire,
que je rendrai compté des remedes qui
m’ont le plus conſtamment réuſſi, & en
même temps du danger inſéparable de ceux
qu’on emploie ſouvent dans cette occaſion,
ou du retardement qu’on apporte dans
l’adminiſtration de ceux qui feroient plus
déciſifs.

S’il y a bien des maladies qui n’exigent
pas, de la part du Médecin, une grande
aſſiduité, comme les chroniques dont le
caractere eſt marqué, & qui ont pour l’ordinaire une marche fixe & certaine, il n’en
eſt pas de même des fievres malignes, qui
réclament au contraire le ſervice le plus
empreſſé & l’attention la plus redoublée.
L’aſſiduité d’un Médecin procure toujours
aux malades l’avantage ineſtimable d’être

secourus avec précision, & dans les momens favorables indiqués par la nature:
ces momens sont si précieux, que des changemens impossibles à prévoir, peuvent
rendre nuisibles, dans un intervalle assez
court, les remedes les plus simples.

Dans tous les cas des fievres malignes,
les visites des Médecins doivent être plus
longues & plus fréquentes, non-seulement
pour reconnoître les différentes variations
du pouls, mais encore pour les comparer,
parce qu'elles fournissent souvent des indications qui n'avoient point été encore sai-
sies. J'en citerai, en deux mots, un exemple
sur une infinité d'autres, qui ne s'est jamais
effacé de mon souvenir.

Je fus appellé, vers la fin du mois de
Juin, à dix heures du soir, pour visiter la
femme de chambre de Madame Gagnerot,
logée à la place de la Charbonnerie, attaquée d'une fievre maligne depuis onze
jours, & qui étoit à toute extrêmité depuis
le midi, sans connoissance, avec un pouls

presque insensible & intermittent, les extrêmités froides, la face cadavéreuse, &
une odeur fétide & insupportable qui
s'exhaloit de sa bouche : je me contentai,
en annonçant qu'elle étoit perdue sans
ressource, & ne passeroit pas la nuit ou
quelques heures, de lui ordonner des cordiaux. Comme j'étois prêt à sortir, quelques Dames avec la Maîtresse du logis, me
prierent de vouloir bien attendre qu'on lui
eût donné, en ma présence, quelques
cuillerées de la potion que je venois de
prescrire. J'insistai sur l'inutilité de mon
secours, & ne me rendis qu'à des nouvelles
& les plus pressantes sollicitations de leur
part. En attendant le domestique qui
étoit allé chercher le remede, j'examinai
avec encore plus d'attention, le pouls de
la moribonde (car je la croyois dans cet
état), & je m'apperçus qu'à la huitieme
ou dixieme pulsation, le pouls manquoit
totalement, & que la malade poussoit dans
cet instant, avec peine, un profond soupir,

comme fi elle avoit une vive douleur dans quelque partie ; pour-lors l'intermittence difparoiffoit, & le pouls revenoit dans le premier état de foibleffe, mais fans inter-mittence. Je redoublai mon attention fur cette alternative d'interruption dans le pouls & du foupir, que je trouvai la même pendant plus d'un demi-quart d'heure; ce qui me fit juger qu'il y avoit quelque irri-tation confidérable & momentanée dans l'eftomac, & un fond de vermine dans ce vifcere. J'envoyai de nouveaux domefti-ques pour avoir de l'émétique : je lui en donnai un grain & demi dans une cuillerée de la potion cordiale, qui, fans produire aucun effet, tracafferent beaucoup la ma-lade, & lui donnerent quelques foulève-mens infructueux. Je renouvellai, quelque temps après, la même dofe, qui lui fit rendre trois ou quatre vers en vie, & une grande quantité de matiere glaireufe & putride. Quoique dans une foibleffe ex-trême, elle étoit beaucoup mieux à tous

égards : la connoiſſance lui étoit un peu
revenue, & l'intermittence du pouls avoit
diſparu. Je paſſai quatre heures auprès
d'elle, en la ſoutenant de temps à autre
avec les cordiaux ; & je recommandai, en
la quittant, de la maniere la plus forte,
qu'au plus léger changement de ſon état,
on vînt m'appeller à quelque heure que
ce fût.

Je ne continue pas le détail de cette
obſervation, accompagnée des circonſtances les plus fâcheuſes & des accidens les
plus ſinguliers, avant de parvenir à la gué-
riſon de cette fievre, parce qu'elle eſt inſé-
rée dans le ſecond tome des Mémoires de
l'Académie de Dijon ; il ſuffit qu'elle démontre évidemment la néceſſité indiſpenſable des fréquentes viſites d'un Médecin
dans le traitement de la fievre maligne, &
la perſévérance de ſon ſervice, de maniere
à ne jamais abandonner le malade : car il
m'eſt ſouvent arrivé dans cette cruelle maladie, que pluſieurs malades à toute extrê-

mité & fans aucune efpérance, avoient été pourtant ramenés à la vie par la continuation des remedes; tandis que d'autres, que je croyois échappés au grand danger, y avoient fuccombé.

Obfervations fur la faignée du bras & du pied dans les fievres malignes.

On voit tous les jours que plufieurs célebres Praticiens, occupés de la difpofition inflammatoire du fang dans les fievres malignes, fe déterminent pour la faignée, dans l'intention de prévenir les irruptions des fluides dans les vifceres, & détourner les dépôts intérieurs : ils croient même devoir infifter fur cette reffource, & principalement fur la faignée du pied, lorfque les menaces deviennent plus preffantes du côté du cerveau, ou qu'il eft déjà affecté; mais l'expérience, à qui tout doit être foumis, & le raifonnement qui lui donne une nouvelle force, fe réuniffent ici pour condamner ce fecours, ou ne l'employer qu'une qu'une feule fois dans le commencement de la maladie, en fuppofant encore que les indications les plus preffantes paroiffent l'exiger.

1°. J'ai toujours éprouvé, & on éprouvera de même dans tous les temps & dans tous les Pays, que le pouls change bientôt après la faignée, dans quelque temps de la fievre maligne qu'on la pratique; qu'il devient plus petit, plus foible; qu'il s'affaiffe, fe déprime; & que cette évacuation, loin d'affoiblir ou diminuer ces prétendues & fi redoutables menaces d'inflammation ou de dépôt dans les vifceres, augmente ou avance fouvent ce qu'on veut éloigner. J'ai vu plufieurs malades attaqués d'un délire très-léger & momentané, tomber, une heure après la faignée, dans un délire très-violent & continu, ou dans un profond affoupiffement.

2°. La faignée du bras, qui produit quelquefois cet effet, n'eft pas, à beaucoup près, auffi dangereufe & auffi funefte

N

que celle du pied , qu'on a coutume
de mettre en ufage , lorfque la tête eft
prife , & que l'inflammation paroît fe déclarer dans le cerveau ; mais l'expérience
prouve malheureufement tous les jours que
cette faignée révulfive , toute favorable
qu'on la préfume , met le comble à tous les
accidens de la fievre maligne : en voulant
détourner le fang vers les parties inférieu-
res , & diminuer la compreffion du cerveau
(à quoi on ne réuffit jamais par ce moyen),
vous l'attirez infailliblement dans les vifceres du bas-ventre ; vous furchargez d'un
nouveau poids les vaiffeaux gaftriques ,
méfentériques , hépatiques , & tous les réfervoirs de cette cavité ; vous détruifez
tout-à-coup les efpérances que vous pou-
viez avoir encore , en fermant , par cette
imprudente manœuvre , la feule iffue que
la nature tenoit libre pour fe dégager peut-
être d'elle-même , ou que vous deviez du
moins prendre pour la fecourir ; car les vaiffeaux méfentériques étant trop diftendus ,

le ventre gonflé, les ſecrétions ſuſpendues ou arrêtées, les émétiques, les purgatifs qu'on veut enſuite employer, ne réuſſiſſent jamais, & ne peuvent même réuſſir dans cet état de gêne, de diſtenſion & d'étranglement des vaiſſeaux & des glandes inteſtinales.

3°. Les embarras de la circulation, les réſiſtances à l'écoulement des fluides, & tous les préſages d'inflammation qu'on obſerve dans la fievre maligne, auxquels on ſe flatte de s'oppoſer par le ſecours de la ſaignée, ſont moins l'effet de la raréfaction, ou de l'épaiſſiſſement des liqueurs, que celui de la décompoſition du ſang, & d'un éréthiſme général qui bride le mouvement & les oſcillations des vaiſſeaux, comme tous les ſymptomes de cette fievre le démontrent. Or, la ſaignée ne peut jamais, & en aucune maniere, changer ou corriger cette altération des principes du ſang, ni diminuer cette irritation & cette tenſion nerveuſe qui cauſe tout le déſordre; donc la faignée eft prefque toujours contraire, & ne peut être, dans fa plus fage application, que foiblement préparatoire au fuccès des autres remedes qu'il faut employer.

Cette regle , dictée & prouvée par l'expérience, doit être encore plus rigoureufement obfervée dans les fievres malignes épidémiques pourprées, exanthémateufes , qui paroiffent même tourner , plus brufquement que les autres, vers l'inflammation des parties internes, & qui préfentent en apparence la néceffité la plus preffante de cette évacuation ; car je puis & je dois affurer que dans toutes ces efpeces de fievre, la faignée eft toujours mortelle, qu'elle eft conftamment fuivie d'une dépreffion fubite du pouls , d'un abattement de forces plus confidérable, & qui augmente d'un moment à l'autre. On voudra peut-être oppofer certains cas où le fang paroît dans une agitation & une efferve fcence extraordinaire, où la chaleur feche du corps, le délire, les mouvemens

convulfifs, réclament évidemment la faignée, & en indiquent l'abfolue néceffité;
mais les plus fpécieux raifonnemens ne
peuvent détruire les faits, & toute pratique, qui n'eft ni autorifée ni confirmée
par l'expérience, ne fauroit jamais mériter
une légitime confiance, & être fuivie d'un
heureux fuccès. A - t - on jamais obfervé
que la faignée du bras ou du pied ait
calmé les cruels accidens de ces fievres,
dégagé la tête, ou diffipé ces agitations
convulfives? Et ne voit-on pas au contraire tous les jours, que la treve momentanée, fuppofé qu'elle paroiffe par ce dangereux fecours, conduit plus promptement
les malades à une léthargie funefte, & à
un affaiffement mortel? Ainfi la faignée
ne doit jamais être employée dans une
fievre maligne avancée, dans aucun temps
des fievres malignes pourprées, exanthémateufes, & bien rarement dans le commencement des fievres malignes proprement dites. Je dois même ajouter encore,

& je le fais avec la même certitude, &
une pareille confiance, que dans toutes les
maladies épidémiques les plus inflammatoires en apparence, telles que les maux
de gorge, les pleuréfies, les péripneumonies, le fecours de la faignée eft prefque
toujours infidele ; que fon indication, fa
néceffité & fes avantages, font l'ouvrage
des Praticiens les plus confommés, & que
fon application demande des précautions
& des ménagemens infinis, parce qu'il ne
faut jamais perdre de vue la caufe qui
occafionne l'engorgement des vaiffeaux
fanguins, lors même que fon danger paroît
le plus preffant & le plus redoutable, par
quelle prévention, fi oppofée à l'évidence
des fymptomes, & fur-tout de l'éréthifme
dominant dans les fievres malignes, ne
veut-on pas fubftituer, dans ces agitations
extraordinaires du fang, dans cette continuité de délire & des mouvemens convulfifs, au fecours infidele & toujours dangereux de la faignée, celui du bain tempéré,

incapable de faire aucun mal, qui calme promptement ces terribles accidens, & qui dispose d'une maniere décisive, au succès des vomitifs, des purgatifs, & même des véficatoires, si intéressans dans le traitement de cette fievre ?

4°. Enfin, à tous ces motifs évidens de proscription ou d'une grande réserve que l'expérience dépose contre la saignée dans les fievres malignes, les deux suivans ne peuvent que former une accumulation de preuves contre elle. Tout le monde sait, & il est certain que la saignée diminue les forces, par l'évacuation d'une certaine quantité de sang & des esprits. Or, elles ne font que trop abattues dans la fievre maligne ; leur abattement même & leur prostration font un des signes les plus essentiels qui la caractérise : elle favorise d'ailleurs, dans tous les temps, le passage des mauvais levains & de la pourriture, des premieres voies dans la masse des humeurs, qui n'en est déjà que trop infectée. Donc, la saignée ne peut être que défavorable dans la fievre maligne , toujours dangereuse , & très-souvent funeste.

Observations sur la boisson dans les Fievres malignes.

L'usage de la boisson, simple ou composée , est une des premieres ressources qu'on doit employer dans le traitement des fievres putrides & malignes; elle est même d'une plus grande conséquence qu'on ne pense , & influe toujours essentiellement sur le succès des remedes qu'on prépare pour les combattre. Si notre sang a besoin, dans tous les temps , d'une sérosité qui conserve sa fluidité, relâche les vaisseaux & donne une souplesse convenable à toutes les fibres, c'est, sans contredit, dans les fievres putrides, ardentes & malignes, où ce secours est le plus nécessaire & le plus pressant. Nos humeurs sont toujours dans ce temps agitées & échauffées par une plus vive chaleur, une raréfaction plus considérable, confidérable, & par conféquent dépouillées d'une partie de leur fluide aqueux, que la fievre confume fans ceffe ; la force & la rapidité du mouvement de nos vaiffeaux deffechent de plus en plus les membranes & les fibres dont ils font compofés ; enfin, tous nos organes fecrétoires & excrétoires manquent de cette rofée aqueufe & lymphatique, fi favorable au paffage des fluides qui doivent y aborder, & à la liberté des fecrétions que le méchanifme de l'organe & la difpofition des différens couloirs peuvent y préparer.

Ces différens accidens, inféparables de l'état fébrile, & qu'on ne fauroit révoquer en doute, réclament effentiellement une nouvelle quantité de fluide aqueux, capable de réparer celle qui eft continuellement enlevée à notre fang. La nature, fi attentive à nos befoins & à notre confervation, a mis fous nos mains ce fluide homogene qu'elle ramaffe dans des réfervoirs immenfes, & diftribue par-tout, pour cal-

O

mer notre foif, & répandre dans nos humeurs cette détrempe douce & fi néceffaire dans tous les temps, mais principalement dans les mouvemens tumultueux que les maladies excitent dans notre corps, & dans cette ardeur brûlante qu'elles occafionnent dans nos vifceres.

Le fuccès de la boiffon aqueufe doit être foutenu dans bien des circonftances, par l'action des fucs de différentes plantes ou de différens fruits, qui pénétrant plus intimément le tiffu de nos humeurs, les détrempent auffi plus efficacement, & remédient plus promptement aux excès de chaleur, de fonte & d'acrimonie; on prépare encore ces différentes tifanes, mifes tous les jours en ufage, avec les divers végétaux, en infufion ou décoction, mais c'eft toujours le véhicule aqueux qui les porte & les conduit dans toutes les voies de la circulation, & les rend par-là fi falutaires.

On doit donc regarder la boiffon dans tous les états inflammatoires, dans toutes les fièvres, de quelqu'espece qu'elles foient, & fur-tout dans les fievres malignes, comme un fecours indifpenfable qui peut fuppléer bien d'autres remedes, & fans lequel ceux-ci ne fauroient avoir un fuccès favorable, puifque la maffe du fang doit être préalablement détrempée, le fyftême nerveux & vafculaire détendu, pour que la matiere morbifique puiffe être entraînée par leur action, ou changée par les efforts de la nature : auffi réduis-je les malades à l'eau fimple pendant les premieres vingt-quatre heures, fans bouillon ou toute autre nourriture.

La néceffité abfolue de la boiffon aqueufe ou de toute autre, eft encore évidemment prouvée par l'expérience de tous les jours, qui nous apprend que les remedes les mieux indiqués, & placés dans les temps les plus convenables, ne réuffiffent jamais, fi nos humeurs n'ont été déjà préparées par la boiffon ; & qu'on a fouvent obfervé des fievres continues ou putrides, dégénérer

en malignes, par l'obstination des malades
à refuser toute boisson, ou par défaut d'attention de ceux qui les servent, à ne pas
leur en présenter, & les laisser manquer de
tout fluide.

Cette même expérience apprend encore
qu'une boisson abondante & relative à l'état
des malades, est constamment la ressource
la plus naturelle, & peut-être la plus assu-
rée pour favoriser l'éruption de la petite
vérole. J'ai vu & observé pendant la peste
de Marseille, un grand nombre de malades
qui avoient échappé au danger de cette
cruelle maladie, par une boisson abondante d'une simple tisane de scorsonere ou
de chiendent, avec quelques feuilles de
bourrache, dans les premiers momens où
ils avoient été surpris & frappés du mal;
tandis que la saignée, les vomitifs, les purgatifs & les sudorifiques qu'on avoit voulu
employer, avoient été toujours funestes.
Comment pourroit-on se refuser à l'évidence & à la nécessité d'un secours qui

fournit un véhicule à la matiere fébrile, de quelque nature qu'elle foit, & la difpofe à paffer plus aifément par les urines, par le canal inteftinal, ou à fe dépofer dans les corps glanduleux ou dans les vaiffeaux cutanés ?

Il arrive prefque toujours dans les fievres malignes, que la langue étant couverte d'un enduit bilieux & noirâtre, auffi-bien que l'intérieur de la bouche & l'œfophage, toutes les différentes efpeces de tifanes acidules, nitreufes, émulfionnées & autres, ne peuvent pénétrer le tiffu de ces parties déffechées & racornies, & par conféquent les humecter, les rafraîchir, & les ramener dans leurs ofcillations ordinaires : dans ces circonftances, je me fuis toujours fervi avec beaucoup de fuccès, en Languedoc & en Bourgogne, de l'huile d'amandes douces ou de l'huile d'olives, auxquelles je fais ajouter quelques gouttes de citron, pour que les particules de l'huile qui s'attachent aux fibres, les pénetrent & s'y enfoncent

plus aifément : avec ce fecours, les organes
fe dégagent, les fecrétions & les excrétions
s'y renouvellent ; pour-lors la boiffon
aqueufe ou les tifanes ne gliffent plus fur la
furface des vaiffeaux, relâchent leur tiffu,
& rétabliffent la circulation, que la féchereffe & le froncement y rendoient fi difficile & fi embarraffée.

L'efficacité & le fuccès de l'huile ne font
point bornés à ces avantages dans les fievres
putrides & malignes. Comme il y a très-
fouvent dans ces maladies un fond de vermine, quelquefois des amas de vers dans
l'eftomac ou le canal inteftinal, l'huile les
détruit promptement, & débarraffe de plus
en plus les premieres voies, des matieres
putrides qui y étoient accumulées par la
liberté du ventre qu'elle donne, & qui eft
toujours fi favorable dans cette maladie.

Obfervations fur les Vomitifs.

L'effet des vomitifs eft plus étendu &
plus confidérable qu'il ne paroît d'abord,

leur action ébranle toute la machine, &
porte bientôt une fecouffe générale qui fe
répand fur tous les nerfs, fur le fyftême
vafculaire & glanduleux, & fe communique en même temps à tous les vifceres
renfermés dans les trois cavités, à la poitrine, à la tête & au bas-ventre; la fimple
énumération de fes effets démontrera évidemment les avantages qu'on doit en
attendre, dans le traitement des fievres
malignes.

1°. Ils déploient leur premiere activité
fur les nerfs de l'eftomac, qui, par cette
irritation, entraînent les fibres mufculaires
de ce vifcere dans une contraction violente, & déterminent l'inverfe de fon mouvement de preffion, & par conféquent le
reflux des matieres & des mauvais fucs
qui y font contenus par l'œfophage, fans
paffer dans les fecondes voies, & dans
aucune route de la circulation : cet avantage, le plus confidérable & le plus décifif
qu'on puiffe efpérer, appartient en propre

& uniquement aux vomitifs ; nul autre remede ne peut les fuppléer, comme il fera prouvé à l'article des purgatifs ; ainfi il faut leur donner néceffairement & abfolument la préférence dans toutes les efpeces de fievre maligne.

2°. Le vomiffement, ou la réjection des matieres & des mauvais levains de l'eftomac, ne peut fe faire, fans que le diaphragme & les mufcles du bas-ventre fe mettent en contraction, & que le foie foit preffé de toute part, tant par le diaphragme qui le pouffe en bas, que par les mufcles du bas-ventre, qui, comprimant & foulevant les inteftins, le pouffent en haut ; d'où il fuit évidemment que le fang, la bile, la lymphe, arrêtés dans tous les réfervoirs hépatiques, coulent & fe féparent plus aifément dans leurs vaiffeaux fecrétoires & excrétoires, & par conféquent que toute la maffe du foie fe dégage & fe débarraffe de la furcharge des liquides qui y croupiffoient, & le difpofoient à quelque quelqu'engorgement ou dépôt inévitable, tant par leur ftagnation que par le mauvais caractere qu'ils y contractent fort rapidement.

3°. La preffion & le balottement que le volume des inteftins éprouve dans le temps du vomiffement, par la contraction des mufcles du bas-ventre, accélerent la circulation du fang dans tous les vaiffeaux méfentériques, font dégorger toutes les glandes du canal inteftinal : ainfi les fluides y circulent avec plus d'aifance, & tous les couloirs fi multipliés de cette cavité, expriment fortement les différentes humeurs qui s'y filtrent; d'où il arrive prefque toujours, ou du moins très-fouvent, que pendant l'effet du vomitif, ou quelque temps après fon action, le ventre s'ouvre, & fournit des évacuations qu'on ne peut attribuer qu'à la liberté des couloirs, & à l'irritation de quelques molécules du vomitif, détachées des premieres voies, qui excitent le jeu, la preffion des glandes in-

P

teftinales, & augmentent par-là l'écoulement des différens fucs féparés dans tout le
trajet inteftinal, & confondus avec les matieres qui y étoient ramaffées.

4°. La poitrine fe reffent des fecouffes
du vomitif, & la circulation pulmonaire
participe aux avantages de fon action ; car
le vomiffement ne pouvant s'exécuter fans
que l'air répandu dans toute l'étendue des
véficules, arrêté par le refferrement des
mufcles de la glotte, n'exerce une preffion
confidérable fur tout l'affemblage du tiffu
véficulaire, étant d'ailleurs comprimé par
la contraction des mufcles intercoftaux, par
l'élévation du diaphragme, & par l'action
des mufcles du bas-ventre. Il faut néceffairement que tous les vaiffeaux pulmonaires,
fanguins & lymphatiques, les conduits &
les cellules aériennes, foient expofés à une
compreffion générale qui accélere le mouvement du fang, & l'entraîne plus rapidement dans les troncs des veines pulmonaires.

5°. On a vu dans l'expofition des fignes diftinctifs de la fievre maligne ; que le principe des nerfs étoit toujours & effentiellement affecté dans cette maladie, & que cet état du fyftême nerveux mettoit la tête & le cerveau dans un danger imminent de dépôt, d'engorgement, en gênant les ofcillations des vaiffeaux fanguins de ce vifcere, & s'oppofant au libre écoulement des fluides. Perfonne ne doute de la communication particuliere & de la fympathie naturelle de la tête avec l'eftomac, puifque les affections de l'un ou de l'autre de ce vifcere, y paffent réciproquement. Or, dans l'action des vomitifs, les nerfs de l'eftomac font vivement ébranlés & fecoués; ce n'eft même que par cette irritation que le vomiffement peut être déterminé : donc cet ébranlement fe communiquera rapidement au principe des nerfs, changera la direction de leur mouvement, leur ton fpafmodique, & les conduira du moins à des vibrations différentes ; peut-être même

P 2

eft-ce à cette révolution nerveufe, qui nous eft entiérement inconnue, qu'on eft en partie redevable des heureux fuccès des vomitifs dans les fievres malignes, & qu'indépendamment de l'évacuation des mauvais levains, l'ébranlement général qu'ils donnent à toute la machine, le flux & reflux de nos humeurs, qu'ils excitent avec tant de rapidité & dans des directions contraires, amenent ces changemens favorables qu'on obferve fi fréquemment après leur effet.

6°. L'adminiftration de l'émétique, qui ne fouffre aucun retardement dans les fievres malignes ordinaires, exige encore une plus grande célérité dans les malignes épidémiques, pourprées ou non pourprées, accompagnées de charbons, ou autres tumeurs externes, parce que ces fievres parcourent toujours leurs périodes avec plus de rapidité, les franchiffent même très-fouvent, & enlevent quelquefois les malades, lorfqu'on prépare des reffources pour les fecourir ; ainfi on ne peut affez fe hâter d'employer les vomitifs convenables aux différens fymptomes qui fe déclarent dans cette efpece de fievre maligne : malheur à ceux pour qui ce fecours fera quelquefois différé feulement de quelques heures , ou auquel on aura imprudemment fubftitué un purgatif, quelqu'évacuation qu'il puiffe procurer, fût-elle en apparence deux & trois fois plus confidérable & abondante, que celle qu'on efpéroit d'un vomitif. Les triftes événemens que j'ai conftamment obfervés par cette lenteur, ou par ce dé- placement de reffource, m'ont entiérement convaincu, & convaincront de même tout Praticien attentif & obfervateur, qu'on ne peut & qu'on ne doit, fans être frappé d'aveuglement, mettre fa confiance que dans les vomitifs, au commencement & à la premiere invafion des fievres malignes, à moins que des accidens graves, tels que des foibleffes, des cardialgies, un friffon général, ou un redoublement violent, ne déterminent préalablement des remedes convenables à cet état paffager, & ne fufpendent pour quelques heures l'efficacité de cette reffource.

Il ne faut pas cependant croire, ni même efpérer que le vomitif de quelqu'évacuation ou fuccès marqué qu'il ait été fuivi, change beaucoup la face de la maladie, & prévienne les accidens effrayans des fievres malignes. J'ai déjà dit, & c'eft l'expérience de tous les temps, que les maladies aigues ne fe terminoient que par la révolution critique, qui exige plus ou moins de temps, felon leur nature, leur caractere, & le traitement qu'on met en ufage, qui ne doit tendre qu'à favorifer & accélérer cette heureufe dépuration de nos humeurs. Or, les vomitifs donnés dans les premiers momens de l'invafion de la fievre maligne, rempliffent cet important objet, & affurent, en quelque maniere, la marche de la maladie, comme il eft prouvé par les effets qu'ils produifent, & plus en-

core par une obfervation conftante, qui
en démontre plus décifivement les avantages, que tous les raifonnemens qu'on
pourroit apporter; donc les vomitifs doivent être toujours employés dans le premier temps; & fouvent la néceffité de revenir à la charge, deux ou trois fois, eft-
elle évidemment indiquée par le fond de
putridité qu'on remarque, par les accidens
menaçans, qui, augmentant de plus en
plus, ou fe foutenant avec la même violence, préfentent fenfiblement cet embarras général des vifceres, cette gêne conftante dans la circulation, & cet accable-
ment de la nature, qui réclame les fecours
les plus preffans.

Obfervations fur les Purgatifs.

Si le traitement des fievres malignes
doit toujours être commencé par les vomitifs, fans qu'on puiffe leur fubftituer les
purgatifs (à moins des cas extrêmement
rares dans la pratique), ceux - ci doivent

néceſſairement & promptement ſuccéder aux premiers. C'eſt ici l'oppoſition formelle de l'ancienne médecine à la nouvelle, ou, pour mieux dire, à celle qui eſt la plus aſſurée : elle exige auſſi des éclairciſſemens & des réflexions d'autant plus importantes, qu'elles influent eſſentiellement ſur la curation de cette eſpece de fievre, comme de bien d'autres.

Les anciens Médecins ne vouloient & n'oſoient tenter les purgatifs, moins encore les émétiques, qu'ils ne connoiſſoient point, dans le premier temps des maladies aigues & des fievres malignes, ou dans leur augment, parce qu'ils avoient obſervé que la maſſe du ſang ne ſe dépuroit du levain fébril qu'après un certain temps, & qu'il falloit la révolution de ſept, de quatorze, de vingt-un jours, ſouvent de neuf, de onze, treize & dix-huit jours, pour opérer & établir cette coĉtion ſi favorable & ſi néceſſaire. Cette obſervation les avoit conduits à celle de n'appercevoir aucun

changement

changement apparent dans les premiers temps des maladies, par l'action des purgatifs, qui n'évacuoient, ajoutoient-ils, que les matieres crues & les plus légeres, contenues dans le canal inteſtinal, ſans prendre ſur le foyer, & le véritable fonds de la pourriture.

Ces différens objets ne pouvoient qu'augmenter leur crainte & leur défiance ſur l'uſage des évacuans, dans le commencement des maladies, & les retenir juſqu'au moment de leur rémiſſion; mais, en convenant de la certitude d'une partie de leurs obſervations, il ne s'enſuit pas que les purgatifs ſoient défavorables dans ces circonſtances; leurs maximes au contraire, & l'aphoriſme d'Hypocrate, *concocta medicari opportet non cruda*, bien entendus & ſagement combinés, montrent l'indiſpenſable néceſſité de les employer dans le commencement des fievres malignes, comme l'expérience & le raiſonnement doivent nous en convaincre.

Q

La premiere nous apprend tous les jours que les malades attaqués de cette fievre, pour qui on a négligé les vomitifs & les purgatifs dans les premiers temps, y fuccombent fort promptement, ou du moins qu'elle eft confidérablement prolongée, & qu'ils font pendant plufieurs jours entre la vie & la mort; tandis que ceux qui ont été fecourus à temps par les reffources des évacuans, en font plus promptement & plus fûrement délivrés. La même expérience nous fait voir encore très-fouvent, que dans le temps que tout paroît défefpéré dans la fievre maligne, une légere évacuation, procurée par quelques verres de tifane laxative, ou de l'eau fimple émétifée, ou bien par le feul effort de la nature, a tout-à-coup changé la trifte deftinée des malades, & les a ramenés dans la route inefpérée d'une prochaine convalefcence.

Or, fi les purgatifs, placés dans ces momens où toute efpérance étoit perdue, produifent des révolutions fi favorables, des

effets fi marqués, & une diminution fi fenfible de la maladie; que ne doit-on pas en
attendre, lorfqu'ils font employés dans le
commencement, que les forces ne font
point encore épuifées, & que la nature ne
demande qu'à être foulagée par les évacuans, pour fe débarraffer du fardeau qui
l'accable ?

C'eft en vain qu'on oppofera à la certitude de ces faits, qui fe renouvellent tous
les jours, l'ancienne prévention des Médecins, & le peu d'effet que les purgatifs
operent en apparence dans les premiers
temps de la maladie; car il eft évident que,
placés après les vomitifs, ils débarraffent
de plus en plus les premieres voies, d'une
partie de ces humeurs, quelle qu'elle foit,
& difpofe celle qui refte, à devenir plus
coulante & plus propre à l'action des remedes ou aux efforts de la nature. Ainfi
cette raifon, que les partifans de l'ancienne
médecine étalent avec tant de confiance,
foutenue même de l'aphorifme d'Hypocrate,

déjà rapporté, n'a qu'un fondement fpécieux, une fauffe lueur de vérité, & fera
toujours démentie par l'expérience, d'autant plus que les obfervations & les apho-
rifmes d'Hypocrate, judicieufement appli-
qués à la différence des cas, au caractere
de la maladie, & à la violence des fymptomes, réclament expreffément l'ufage des
évacuans : *In principiis morborum ſi quid*
videatur movendum, move. C'eft une regle
certaine, invariable, qu'on ne pourra jamais enfreindre impunément dans le traitement des fievres malignes, & dont les
malades feront toujours les malheureufes
victimes, fi la force de l'ancien préjugé,
& la confidération des humeurs crues, arrêtent ces mains fecourables qui ne doivent
fuivre que l'expérience. Or, il eft hors de
doute qu'il n'y ait dans le commencement
de toutes les fievres malignes, des fignes
certains, des indications preffantes & ab-
folues pour emporter les mauvais levains
des premieres voies, tels que les naufées,

la pefanteur d'eftomac, le vomiffement, les tenfions du ventre, l'abattement fubit des forces, l'averfion pour les fubftances animales, l'amertume, la féchereffe, & les différens états de la langue qui nous indiquent fi parfaitement ceux des vifceres intérieurs. Donc il eft toujours dangereux & très-fouvent funefte, de ne pas purger les malades, le fecond, le troifieme, le quatrieme jour, fans attendre fervilement le feptieme, le quatorzieme, où la nature abandonnée à elle-même, n'ayant pas été fecourue à temps par les évacuans, fuccombe à l'activité de la matiere morbifique qui l'a déjà furprife de toutes parts.

2°. La crainte de troubler le travail de la nature, de le fufpendre par l'action des purgatifs, & d'éloigner ou fupprimer totalement par leur effet, ces crifes favorables, & cette coction falutaire qui termine fi heureufement la maladie, eft d'autant plus mal fondée (pour ne pas dire quelque chofe de plus), que j'ai conftamment obfervé que les purgatifs & les laxatifs, loin d'interrompre l'ouvrage de la dépuration, l'avançoient au contraire, la foutenoient, & la rendoient plus complette & plus décifive : car fi on eft fcrupuleufement attentif à tout ce qui fe paffe dans tout le cours des fievres malignes, on remarquera toujours que la plupart & prefque toutes les crifes qui fe manifeftent dans les premiers temps, font infidelles, imparfaites, & d'un funefte préfage; tandis que le calme affuré ne paroît que lors de l'évacuation de cette matiere épaiffe & fafranée, ou de cette humeur bilieufe qui annonce la liberté de la circulation dans les vifceres du bas-ventre, le dégorgement des couloirs du foie, de tous les réfervoirs des glandes inteftinales & des vaiffeaux méfentériques, & prouve infailliblement la dépuration de la maffe du fang. La voie du canal inteftinal eft l'iffue la plus aifée & la plus favorable; c'eft la route de prédilection que la nature prend pour entraîner au dehors la plus grande partie de la furcharge qui met le trouble dans toutes les fonctions : s'il étoit même poffible que l'expérience ne démontrât pas auffi évidemment le fuccès des purgatifs dans tous les temps de la fievre maligne, on reconnoîtroit toujours qu'il eft dans l'ordre de la nature, que les organes qui travaillent à la premiere réparation de nos forces, & les fourniffent au principe de notre vie, foient auffi les premiers attaqués dans prefque toutes les maladies, & par conféquent que l'eftomac & tout le canal alimentaire éprouvent les premieres impreffions du levain morbifique qui s'y prépare, s'y renouvelle journellement, & doit néceffairement en être évacué, pour prévenir ou diminuer les ravages qu'il a déjà portés dans la maffe des humeurs.

3°. Le raifonnement le plus convainquant confirme ce que l'expérience nous démontre fur le fuccès & la néceffité des purgatifs dans tous les temps des fievres malignes, & les effets inféparables de leur action, prouvent évidemment tous les avantages qu'on doit en attendre. Personne ne contestera sans doute qu'ils évacuent les matieres contenues dans le canal intestinal, & que l'irritation des fibres qui augmente le mouvement & la pression dans toute son étendue, ne fasse exprimer, de toutes les glandes qui y sont si prodigieusement multipliées, les sucs qu'elles contenoient : or, par cet effet, vous enlevez à tous les vaisseaux une grande partie de la cause ramassée dans les entrailles.

Cette irritation redoublée, & communiquée de proche en proche à tous les canaux des réservoirs qui aboutissent dans le canal, augmente en même temps le dégorgement des vaisseaux biliferes & pancréatiques, & procure une évacuation de ces différentes humeurs ; ainsi ce ne sont pas seulement les matieres contenues dans les intestins, qui sont enlevées par les purgatifs, mais encore celles de tous les réservoirs du bas-ventre.

Ces

Ces avantages si décisifs dans la fievre
maligne, sont encore nécessairement liés à
plusieurs autres qui ne sont pas d'une
moindre conséquence ; l'expression des glandes intestinales & des autres couloirs diminuant les résistances, & accélérant le
mouvement des vaisseaux, y attire pendant l'action du remede une secrétion plus
abondante des différens sucs qui s'y filtrent
naturellement, & des autres recrémens
confondus dans la masse du sang ; de maniere que les parties bilieuses & étrangeres
retenues, qui entretenoient ou exaltoient
la masse de la matiere morbifique, s'é-
chappent par cette dérivation forcée dans
tous les canaux du bas-ventre, & en diminuent d'autant le volume.

On voit par-là que l'évacuation dé-
terminée par les purgatifs, devient presque
générale, & de plus en plus indispensable
pendant tout le cours de la fievre maligne ;
qu'on doit les employer indistinctement
dans tous les temps, sans être retenu par

R

les jours critiques, ou par le préjugé de l'ancienne Médecine, obfervant cependant toujours les mouvemens de la nature, & profitant des calmes & des momens favorables, pour les placer avec plus d'avantage & de fuccès.

Je ne parle point ici des purgatifs qui méritent la préférence dans la fievre maligne; c'eft l'état du malade, la violence des accidens, la crainte de ceux qu'on peut prévoir, & les différens temps de la maladie, qui doivent fixer leur nature & leur degré d'activité. Je me contente d'affurer, par une expérience conftante, que ces remedes donnés en lavage & à plufieurs dofes, font toujours plus efficaces, épuifent moins les forces, & qu'il faut leur affocier le quinquina, comme il fera prouvé dans les articles fuivans.

Obfervations fur les Véficatoires.

Les mouches cantharides, qui font toute la vertu des véficatoires, ont été connues

dans l'antiquité la plus reculée. Les anciens
Médecins les employoient intérieurement
contre la morfure des animaux enragés,
dans l'hydropifie, dans les dartres invété-
rées, & dans tous les cas où il étoit queftion
d'ouvrir les pores de la peau, & y détruire
l'épaiffiffement de l'humeur des glandes &
des vaiffeaux cutanés. On fe fert encore,
dit-on, intérieurement en Hongrie, de la
poudre des cantharides pour différentes
maladies, fans que les habitans de cette
contrée en foient affectés, comme ceux des
terres méridionales, d'ardeur d'urine, de
piffement de fang, ou de quelque autre
fâcheufe impreffion à la veffie. Mais l'application externe des cantharides étoit an-
ciennement ignorée; & ce n'eft que dans
Aretée qu'on trouve les premieres traces de
leur ufage extérieur. Ainfi nous avons l'a-
vantage certain fur nos anciens, d'avoir
profcrit intérieurement un remede toujours
dangereux, & de l'avoir borné à fon application externe, qui nous ménage dans

une infinité de maladies aigues & chroniques, des reſſources très-efficaces, & qui paroiſſent ſouvent tenir du prodige. Je ſais bien que quelques Auteurs modernes recommandent, dans quelques occaſions, la poudre des cantharides, mitigée & adoucie par des diſſolutions particulieres ; mais une expérience conſtante ſur ſes mauvais effets, de quelque maniere qu'on la donne intérieurement, m'a confirmé de plus en plus ſur ſon danger, & augmenté la juſte défiance qu'on doit avoir de ce remede. J'ai traité, à Montpellier, un des plus ſavans hommes de ce ſiecle, qui ayant pris, par un conſeil imprudent, pour une très-légere incommodité qui en méritoit à peine le nom, pendant deux matins, deux grains chaque fois de poudre de cantharides, dans un peu de conſerve de roſes, fut ſurpris, vers la fin de la ſeconde journée, d'une fievre très-violente, avec des douleurs inexprimables dans toutes les voies urinaires, accompagnées d'un piſſement de fang. Je fus obligé de le faire faigner trois fois dans l'efpace de douze heures, & l'inonder d'une eau de poulet émulfionnée, à laquelle on ajoutoit le firop de diacode; encore ne fut-ce que vers le troifieme jour que tous ces fâcheux accidens tomberent, & que les impreffions de ce remede, intraitable dans certains tempéramens, furent calmées.

Le feul cas où je crois que la poudre des cantharides, prife intérieurement, puiffe être favorable, ou, pour mieux dire, l'unique obfervation que j'aie de fon heureux effet, eft celle d'un riche Négociant, âgé de cinquante-fix ans, chargé de beaucoup d'embonpoint, & d'un tempérament un peu phlegmatique, qui fut attaqué, fans aucune caufe antécédente & fans aucun fentiment de douleur ou quelque accident fenfible, d'une fuppreffion totale d'urine : il n'y fit point attention dans les premieres heures; mais fe fentant de plus en plus appefanti, fans aucune envie

ou befoin d'uriner , ayant même tenté inutilement de le faire , il appella plufieurs
Médecins & Chirurgiens qui , ne trouvant
aucun gonflement ou apparence de diften-
fion dans la région de la veffie , jugerent ,
avec fondement , que l'urine ne fe féparoit
pas dans les tuyaux des reins , & ordon-
nerent en conféquence des diurétiques très-
actifs , mais fans aucun fuccès. Le mal & le
danger devenant plus preffans de moment
à autre , & le malade étant déjà fort affoupi
avec le commencement d'un vomiffement
urineux , on lui donna d'abord deux cuillerées d'une liqueur préparée , avec un
fcrupule de poudre de cantharides , & cinq
onces d'efprit de vin mis en digeftion au
bain-marie pendant vingt-quatre heures.
Cette premiere dofe ne produifit aucun
effet ; & on défefpéroit abfolument du malade , lorfqu'une feconde un peu augmentée , opéra , deux heures après , un écoulement prodigieux d'urine , qui fauva promp-
-tement , & comme par miracle , le malade.

Il ne rendit ni calcul, ni gravier, ni glaires confidérables, & n'eut jamais aucun fentiment de douleur. Je préfumai dans ce temps, & je le préfume encore de même, qu'il y avoit, felon toute apparence, quelque atonie ou relâchement général dans les vaiffeaux fecrétoires des reins, qui s'oppofoient au paffage, à la filtration de cette humeur excrémentielle, & que les cantharides ranimerent le mouvement, l'ofcillation & la chaleur dans ces canaux. Mais les caufes internes des maladies font fi fouvent enveloppées, & la véritable maniere d'agir des remedes qui les détruifent, fi peu connue, qu'on ne peut préfenter que comme des conjectures fort incertaines, les idées qu'on fe forme fur la réalité de l'un & de l'autre, & qu'il faut uniquement s'en tenir à l'expérience, qui prouve fi évidemment le danger & les fàcheux accidens de l'ufage intérieur des cantharides.

Les véficatoires, ou les mouches cantharides de ce topique, doivent être né-

ceſſairement chargées de molécules âcres,
volatiles & pénétrantes ; leur nature eſt
évidemment démontrée par l'irration, l'inflammation, le déchirement des vaiſſeaux
lymphatiques, par les veſſies qu'elles élevent ſur la peau, l'augmentation de la
force & de la vivacité du pouls, & celle
de la chaleur du corps ; car leur application, dans tous les cas où le pouls eſt foible,
languiſſant, ranime bientôt après les pulſations artérielles, & porte ſouvent une
chaleur plus marquée, une irritation plus
forte & douloureuſe dans les voies urinaires & dans la veſſie : mais, indépendamment de tous ces effets qui ſe préſentent à nos ſens de la part des véſica-
toires, & de la révulſion & dérivation de
l'humeur lymphatique dans les vaiſſeaux
expoſés à leur premiere action, l'expérience nous apprend qu'ils produiſent encore des changemens favorables dans les
maladies aigues, & ſur-tout dans les fievres
malignes, dans les menaces de délire,
d'aſſou-

d'affoupiffement, & dans tous les engorgemens du cerveau, dépendans d'une caufe
interne, qu'ils détournent heureufement la
matiere morbifique des vaiffeaux fupérieurs, qu'ils l'alterent & la décompofent
d'une maniere entiérement inconnue ; elle
nous apprend encore qu'ils excitent en
même temps dans le fyftême nerveux des
irritations, des ébranlemens & des fecouffes
qui changent peut-être les vibrations des
nerfs, & leur en communiquent de nouvelles, qui rétabliffent l'ordre de la circulation par une vertu plus obfcure encore
pour nous ; car l'eau bouillante, les charbons ardens, déterminent fur la peau qui
en eft frappée, une douleur vive, des vef-
fies, l'inflammation, fans produire pourtant ces changemens favorables fur le mouvement des nerfs, & fur la nature de nos
fluides; mais il fuffit d'être affuré, par l'obfervation & l'expérience, de l'effet & du
fuccès des véficatoires, pour les employer
dans les maladies qui réclament ce fecours.

S

On n'en faifoit ufage, dans le dernier fiecle, qu'à la fin des maladies entiérement défefpérées, dans les affoupiffemens léthargiques: préfentement il n'eft prefque point de maladie aiguë & chronique, fur-tout dans les Hôpitaux d'armée; point de douleur paffagere au côté, de fimple catharre ou douleur rhumatifante, en quelque partie que ce foit, où on ne place d'emblée les véficatoires. Le mérite de ce remede, & la mode qui lui a donné un nouveau prix, l'ont élevé à un point qu'on ne connoît plus de mefure & de ménagement pour fon application: ce qu'il y a d'étrange, c'eft qu'en inculpant le retardement & la lenteur de l'ancienne Médecine, fur-tout dans les fievres malignes, la nouvelle ne fe hâte pas davantage, & attend fouvent que la violence des accidens, la force, pour ainfi dire, à employer ce fecours dans le commencement des fievres malignes, où il eft toujours auffi néceffaire que favorable.

Je suivois moi-même cette méthode sans aucune défiance pour la célérité que pouvoit exiger l'application des véficatoires dans les premiers jours de la fievre maligne, lorsque l'observation suivante me fit voir sensiblement mon erreur.

La Sœur Anne, Supérieure de la Maison de la Charité de Montpellier, âgée de cinquante-trois ans, fort replete, & d'un tempérament pituiteux, fut attaquée le onzieme Mars de l'année 1729, à dix heures du matin, d'un accident apoplectique, ou qui en avoit du moins toutes les apparences; car la malade étoit sans connoissance, sans mouvement, avec une hémiplégie du côté gauche. Je fus appellé sur le champ; & après avoir employé les vomitifs & autres remedes qu'on a coutume de mettre en usage dans cette occasion, ils parurent réussir, au point que le lendemain, à six heures du soir, tous les accidens étoient entiérement dissipés, la malade jouissoit de toute la liberté de sa

tête & de la parole, la respiration étoit ai-
sée, le pouls bon; elle ne ressentoit qu'un
léger engourdissement dans le côté para-
lysé, qui ne lui ôtoit ni le sentiment ni le
mouvement de ces parties.

Je me félicitois déjà d'avoir surmonté si
promptement une maladie aussi grave, &
je ne me défiois en aucune maniere du
retour des mêmes accidens dont elle fut
surprise le 13 à sept heures du soir, &
pour lesquels j'employai les mêmes remedes qui avoient été suivis d'un effet si
marqué; mais je lui fis appliquer en même
temps les vésicatoires, dans la seule vue
de diviser son sang & la lymphe, dégager
les vaisseaux du cerveau, & prévenir les
mêmes accidens : l'effet des vésicatoires fut
très-considérable, & tout disparut, comme
auparavant, avec les apparences de la
même tranquillité, ce qui me fit juger la
maladie entiérement décidée; mais le 15
au soir, l'assoupissement, l'embarras de la
tête & la paralysie, se déclarerent encore,

quoiquè dans un degré bien différent : comme la langue commençoit à noircir, & que l'effet des véficatoires étoit fort ralenti, avec le pouls un peu déprimé, je les fis renouveller avec beaucoup de fuc- cès ; depuis ce moment les redoublemens fe montrerent fenfiblement en tierce, & toujours avec plus ou moins d'embarras dans la tête & dans les parties paralyfées, mais ils furent bientôt emportés avec le fond de la fievre maligne, par la continua- tion des purgatifs affociés au quinquina, & par l'ufage de ce fébrifuge employé tout feul dans l'intervalle des purgatifs.

Je n'avois point reconnu la fievre mali- gne dans ces premiers accidens apopleéti- ques, & je penfois qu'il étoit queftion d'une attaque d'apoplexie ; mais depuis ce temps j'en ai obfervé bien d'autres qui préludoient de même, & je n'y ai point été pour l'ordinaire trompé. Je n'avois pas non plus fenti l'importance & l'efficacité des véficatoires dans le commencement des fievres malignes ; mais depuis cette observation, je les ai toujours mis en usage le second ou le troisieme jour, sans attendre la plus légere menace du côté du cerveau, ou de l'ébranlement du système nerveux. Le moindre retardement est d'une plus grande conséquence qu'on ne sauroit croire ; car cette ressource, si décisive dans le temps favorable, devient souvent infructueuse & inutile, lorsque le désordre est général, & que le mal s'est totalement emparé des visceres essentiels à la vie.

Je sais bien que quelques Médecins, recommandables par leurs lumieres & leur prudence, craignent & balancent à employer les vésicatoires, dans des tempéramens délicats qui ont la fibre sensible, & dans les cas où l'abondance de la bile, la chaleur & l'altération du sang présentent des doutes & des incertitudes sur leur application ; mais leurs craintes, quoique démenties par l'expérience, fussent-elles bien assurées, ne doivent jamais arrêter

ou fufpendre l'ufage des véficatoires, par
la feule raifon évidente qu'il vaut encore
mieux que le malade fupporte les légeres
irritations des véficatoires, ou les impreffions qu'ils peuvent porter dans les voies
urinaires & la veffie, auxquelles on re-
médie très-aifément, que de mettre fa vie
en danger.

L'expérience journaliere ne prouve-t-elle
pas les bons effets des véficatoires dans la
petite vérole, les fievres éréfipélateufes,
où le fang eft toujours enflammé, & fon
mouvement trop rapide. Pourquoi donc
différer leur application dans le commencement des fievres malignes, de quelque
efpece qu'elles foient, & de quelque tempérament que puiffe être le malade? Ce
remede a d'ailleurs cet avantage fur tous
les autres, qu'on peut l'employer en tout
temps fans rien craindre, tandis que l'effet
des autres évacuations eft fort incertain
dans les maladies violentes, & qu'il eft
dangereux d'y revenir, comme on ne

l'éprouve que trop souvent dans la saignée ; ainsi je puis dire hardiment , qu'après les vomitifs , les véficatoires ont guéri un plus grand nombre de perfonnes atta-quées de fievres putrides , malignes, pour-prées & épidémiques , que toutes les mé-thodes curatives qu'on a pu employer jufqu'ici.

Obfervations fur l'ufage du Quinquina dans les Fievres malignes.

On ne connoîtra jamais que bien impar-faitement la maniere d'agir des médica-mens, même les plus fimples ; le tiffu , la cohéfion, la gravité, la figure des molécules intégrantes qui les compofent & les unif-fent , & plus encore la mobilité des parties élémentaires , & la nature de celles qui prédominent dans le mixte , échapperont toujours à toutes les recherches humaines. Nous ne pouvons que conjecturer leur ac-tion par les effets qu'ils produifent dans notre corps ; & ces effets font fi compliqués, que

que nos conjectures font presque toujours
en défaut, & souvent très-hasardées, sur
ce qui nous paroît le plus sensible & le plus
manifeste : la seule expérience & la continuation des mêmes succès, peuvent uniquement décider nos incertitudes, & nous
rapprocher du point de la vérité que nous
cherchons dans l'action des médicamens
que nous devons employer pour combattre
le fond des maladies auxquelles nous sommes si fréquemment exposés.

On est encore partagé sur la véritable
maniere d'agir du quinquina, écorce si es-
sentielle & si nécessaire à l'humanité. Les
uns déduisent son action d'un principe
acide uni à des parties aromatiques : les
autres attribuent sa vertu à des molécules
absorbantes, combinées avec un principe
astringent & stiptique.

Les différentes préparations tentées sur
cette écorce, annoncent sensiblement des
parties terreuses, résineuses, gommeuses.
Ces deux dernieres parties sont entiérement

T

unies enfemble, ainfi que dans la plupart des fubftances végétales. Pour féparer ces parties, on emploie, d'une part, l'efprit-de-vin ; & de l'autre, l'eau. Ce premier menf-true diffout la partie réfineufe, & le fecond l'extractive ou la gommeufe ; mais il faut d'abord employer l'efprit-de-vin, & enfuite l'eau, fans quoi on ne parviendroit pas à obtenir ces principes : car fi on employoit d'abord l'eau, la partie réfineufe feroit emportée par la partie gommeufe, qui a la propriété de diffoudre les parties réfineufes ; c'eft ce qui eft commun à tous les extraits des végétaux. Mais pour pouvoir diffoudre complétement les réfines gommeufes, il faut employer à la fois le menftrue aqueux & le fpiritueux. Ces expériences font con-nûes de tout le monde ; mais on ne favoit point que l'efprit-de-vin entraîne avec la partie réfineufe, une portion de la partie gommeufe.

C'eft dans la partie gommeufe du quin-quina que réfide fon amertume, quoique cela paroiſſe oppoſé aux connoiſſances que nous avons à cet égard, qui nous montrent que les parties réſineuſes, ainſi que les parties huileuſes, ſont le principe du goût & de l'odorat; tandis que les parties gommeuſes ſont inſipides au goût, & qu'elles n'affectent pas abſolument l'odorat.

L'extrait de quinquina obtenu par de fortes ébullitions, eſt beaucoup plus chargé de parties extractives, que celui qui n'a été fait qu'à la faveur de l'infuſion. Cette obſervation eſt d'autant plus de conſéquence, qu'on fait prendre indiſtinctement aux malades des infuſions & des décoctions de cette précieuſe écorce.

On convient généralement de ſon efficacité dans les fievres intermittentes de toute eſpece, dans les rémittentes ſoporeuſes, cardialgiques, dans toutes les maladies périodiques, dans la menace de gangrene, & la gangrene actuelle, quoique ſon ſuccès ſoit moins ſenſible & moins aſſuré dans l'eſpece de gangrene ſeche fcorbutique, que dans celle qui eft accompagnée des accès de fievre ou des redoublemens; enfin, dans les derniers temps des fievres malignes de longue durée. Mais depuis l'époque de celle qui régna à Montpellier en 1728, où je reconnus, d'une maniere fi manifefte, le puiffant effet du quinquina, pour fufpendre la violence & arrêter la rapidité de cette fievre, & pendant laquelle j'obfervai en même temps, que dans la convalefcence très-longue & très-difficile de tous les malades qui avoient échappé au premier danger, tous ceux pour qui j'employai le quinquina, avec les purgatifs ordinaires, avoient été plus promptement & plus radicalement guéris (car il y en eut un grand nombre qui éprouva de fâcheufes révolutions, avant de parvenir au parfait rétabliffement). Je n'ai ceffé, depuis ce temps, d'en faire ufage dans toutes les potions purgatives, & j'ai conftamment obfervé qu'il réfiftoit non-feulement à la pourriture, diminuoit

& affoibliffoit les redoublemens affez fré-
quens dans cette maladie, mais donnoit
encore une nouvelle activité aux purgatifs,
& rendoit l'évacuation plus décifive & plus
favorable.

On peut dire, avec le fondement le
plus fenfible, que l'action du quinquina
imite celle de la nature, dans les efforts
qu'elle fait pour combattre & détruire nos
maladies, & que fes effets font parfaitement analogues à fon travail : en fuivant
de bien près les phénomenes que cette
écorce, foit en fubftance, foit en décoction, opere dans notre corps, on s'apperçoit fenfiblement qu'elle fait contracter
plus puiffamment nos vaiffeaux, accélere
le mouvement du fang, augmente la chaleur dans toutes les parties, change la
matiere morbifique, & l'évacue ordinaire-
ment par les urines, quelquefois par les
felles ; c'eft ainfi que la nature prépare &
annonce, par une agitation plus violente
dans nos humeurs, & par un mouvement

redoublé dans nos vaiſſeaux, ces criſes ſalutaires, cette heureuſe coction du levain étranger, qu'elle entraîne pendant le cours des fievres malignes, quelquefois par les urines, mais plus ſouvent par le canal inteſtinal, qui eſt ſa route de prédilection, lorſqu'elle eſt pleinement victorieuſe, & qu'elle ſe délivre totalement, ou en grande partie, de ce qui l'accabloit.

Obſervations ſur les Alexipharmaques, les Cordiaux & les Antitodes, ſi fort recommandés dans les Fievres malignes.

Le préjugé en faveur des alexipharmaques & des cordiaux, dans le traitement de la fievre maligne, comme dans celui de la petite vérole, eſt depuis ſi long-temps accrédité & ſi généralement adopté de tout le monde, qu'on s'efforceroit inutilement de vouloir l'affoiblir ou le détruire. Le public eſt toujours intimément perſuadé de l'exiſtence & de la réalité d'un venin particulier dans la fievre maligne, qui

porte d'abord la corruption dans nos humeurs, s'y développe de plus en plus, &
qu'on ne doit efpérer de pouvoir vaincre
que par l'ufage de ces remedes, comme
les feuls capables d'arrêter le progrès de la
malignité, & de la chaffer au dehors.

Sur ce faux principe & cette prévention
obftinée, il voudroit qu'on abandonnât
tous les autres fecours, & réclame fans
ceffe dans la fievre maligne, les cordiaux
& les alexipharmaques les plus vantés, tels
que la thériaque, le mythridate, la confec-
tion d'alkermes, la poudre de vipere, les
différentes efpeces de bézoards, & toutes
les préparations qui tendent à purifier la
maffe du fang, & y détruire le venin intérieur qu'on y fuppofe : il ne borne pas
même fa confiance à l'ufage interne de ces
prétendus fpécifiques ; & dans le deffein
d'attirer au dehors une bonne partie des
humeurs corrompues, il a recours à l'application extérieure de divers animaux en
vie, fur différentes parties, pour attirer,

dit-on, au dehors les parties malignes qui auroient pu échapper à l'action des cordiaux.

Il eſt bien certain, par l'expérience journaliere, que l'uſage des cordiaux eſt ſouvent néceſſaire, & même indiſpenſable dans certains temps de la fievre maligne, comme dans ceux des foibleſſes, des cardialgies, d'un froid conſidérable à l'entrée des redoublemens, d'un abattement extraordinaire des forces, ou d'un épaiſſiſſement plus marqué dans nos humeurs; tout autre remede que les cordiaux ſeroit même déplacé dans ces fâcheuſes circonſtances, parce qu'il s'agit eſſentiellement de ſoutenir dans ces momens, le principe de vie qui paroît s'éteindre, de relever le pouls, & ranimer la circulation tardive, & de plus en plus embarraſſée dans tous les vaiſſeaux, avant d'attaquer & combattre le véritable principe de la maladie : mais quoique les alexipharmaques & les cordiaux doivent être employés dans le cas des accidens

ci-

ci-deſſus expoſés , il ne s'enſuit pas qu'ils aient la vertu de changer & pouſſer au dehors le prétendu venin de la fievre maligne , & mériter par-là une préférence décidée.

L'action des cordiaux eſt momentanée, & ne s'étend pas à la deſtruction du venin particulier qu'on veut ſuppoſer dans cette fievre. En communiquant des parties volatiles & ſpiritueuſes à notre ſang , ils excitent le mouvement inteſtin de nos humeurs, & les oſcillations de tout le ſyſtême vaſculaire : c'eſt uniquement par cet effet qu'ils conviennent, & ſont même indiſpenſables , dans les défaillances , les foibleſſes , comme auſſi dans le déclin de la fievre maligne , où la nature épuiſée par les évacuations & la continuation de la maladie , exige eſſentiellement le ſecours des analeptiques & des fortifians.

Il arrive encore quelquefois que les cordiaux employés dans le déclin de la fievre maligne pour ſoutenir les forces, s'accor-

V

dant avec les efforts de la nature, & prenant la place des sudorifiques, terminent heureusement la fievre par les sueurs ; mais cette crise favorable est plus ordinaire dans les fievres continues, putrides, & les épidémiques malignes : les sueurs même sont constamment d'un finistre préfage dans le commencement ou l'augment de la fievre maligne proprement dite ; & c'est presque toujours par la voie du canal intestinal ou des urines, ou des dépôts particuliers dans les corps glanduleux, & dans quelque partie externe, que la nature se délivre du levain étranger. On verra cependant par les deux observations fuivantes, qu'elle se ménage des iffues vraiment critiques, non-feulement par les fecrétoires de la peau, mais encore par les vaiffeaux pulmonaires & tracheaux.

PREMIERE OBSERVATION.

Un Magiftrat, auffi recommandable par fes lumieres que par fon intégrité, âgé de cinquante-deux ans, d'un tempérament bilieux, travaillant beaucoup dans le cabinet, après avoir essuyé pendant quelque temps un violent chagrin, fut attaqué vers la fin du mois de Septembre, d'une fievre maligne très-grave, dans les premiers momens de son invasion.

Comme je lui étois fort attaché, & qu'il m'avoit confié la plus grande partie de ses peines, je lui avois conseillé, quelques jours auparavant, sur ce qu'il m'avoit dit d'une douleur gravative qu'il sentoit dans la région lombaire, d'un dégoût absolu pour toutes les substances animales, d'une pesanteur considérable dans l'estomac, & d'une insomnie presque continuelle, de faire quelques remedes; je lui avois même proposé de prendre un léger vomitif, & de se mettre à l'usage des eaux de Vals; mais il étoit trop occupé de son chagrin, & prévoyoit si peu le danger dont il étoit menacé, qu'il résista à mes sollicitations, malgré toute la confiance qu'il avoit en

V 2

moi ; & à celles de fon époufe, malgré toute fa tendreffe pour elle.

Le 21 Septembre il éprouva, le matin, une pefanteur plus marquée dans l'eftomac, & comme une efpece de colique qui lui donna quelques naufées, & lui fit rendre quelques glaires : il demanda du thé, qui renouvella quelques foulévémens de l'eftomac, mais inutiles ; il voulut fe lever, mais il ne put jamais fe foutenir, & fentit dans ce moment un abattement extraordinaire de forces. On m'envoya chercher : je lui trouvai d'abord le vifage changé, le pouls un peu tendu, mais très-petit ; fon regard étoit fixe, ne fe plaignant que d'une langueur extrême, dont il n'avoit reconnu ni les approches ni le faififfement.

Je voulus lui faire prendre fur le champ l'émétique en lavage, qui ne le fatigueroit pas beaucoup, & débarrafferoit fon eftomac : il n'y eut pas moyen de le vaincre ; je me contentai de lui faire prendre quelques verres d'eau tiede, & un lavement

purgatif, qui procura une évacuation affez
confidérable des matieres defféchées, noires
& fort fétides. Un autre lavement donné
à quelque diftance, eut le même fuccès; il
repofa même environ deux heures, mais
fon fommeil fut agité, & coupé, de temps
à autre, par des intervalles de délire. Lorfque je le vifitai l'après midi, le pouls étoit
à peu près le même, mais les idées difparates fe fuccédoient plus rapidement, &
avec plus de vivacité.

Les antécédens de la maladie, avec les
accidens qui fe déclaroient fi brufquement,
ne me laifferent aucun doute fur le véritable caractere de cette fievre, & je fis
appeller, pour les huit heures du foir, les
deux plus éclairés Praticiens de la Ville,
qui reconnurent le fond redoutable de la
maladie, & fe déterminerent à l'émétique
pour le lendemain matin. Comme je ne
voyois aucune apparence de redoublement,
j'avois infifté fur la néceffité de le lui donner tout de fuite, comme je l'avois pro-

posé le matin; mais leur avis prévalut, & devoit prévaloir à tous égards, par la supériorité de leurs lumieres & de leur expérience.

L'émétique produisit une grande évacuation par le haut, & le malade parut soulagé pour quelques heures; mais la nuit fut très-fâcheuse, quoiqu'il ne parût aucun changement dans le pouls; le délire redoubloit de moment à autre, sans être pourtant continu.

On regarda le lendemain comme une journée d'observation, & on se contenta de deux lavemens purgatifs, qui produisirent quelqu'effet. Il fut purgé le quatrieme jour en deux apozemes; le purgatif eut un succès assez marqué du côté de l'évacuation, mais le malade n'en fut pas mieux : on le renouvella le sixieme jour; & il parut, l'après-midi, que la tête étoit plus dégagée, & le délire fort diminué; ce qui fit concevoir les plus grandes espérances sur son état, & suspendre en même temps, pendant deux jours, toutes les évacuations, fe contentant de quelques lavemens qui entraînoient toujours quelques matieres.

Le neuvieme jour de la maladie, la dé-preffion & la petiteffe du pouls nous déter-minerent à la prompte application des vé-ficatoires aux deux jambes, qui produifirent quelque effet fur la fin de la journée; le pouls fe releva un peu, & on jugea à pro-pos de renvoyer au lendemain le purgatif qu'on devoit lui prefcrire relativement à fon état.

L'action des véficatoires fur le fyftême vafculaire, n'avoit pas été de durée, & le pouls avoit baiffé le lendemain matin, comme avant leur application. Je propofai encore l'émétique noyé dans deux apo-zemes qu'on vouloit lui donner; mais ces Meffieurs m'oppoferent la petiteffe & la langueur du pouls, qui étoient précifément pour moi une indication preffante pour le lui faire prendre encore, & renouveller en même temps les véficatoires. Le purgatif pareil à ceux que le malade avoit déjà pris avec affez de fuccès, n'opéra que foiblement; & le délire, qui fe foutenoit par intervalles, parut tourner, vers le foir, du côté de l'affoupiffement.

Il fut encore plus marqué pendant la nuit, & continuoit encore le lendemain matin. On ordonna de nouveaux véficatoires, mais qui ne changerent pas l'état du malade : la refpiration devint de plus en plus embarraffée le foir, & le pouls plus foible encore qu'il n'avoit été, avec les extrêmités froides, & un grand changement dans le vifage. On le crut perdu fans reffource, & fi près de fa fin, qu'on ne préfumoit pas qu'il pafsât la nuit : on fe contenta de lui ordonner vingt-cinq gouttes de lilium de paracelfe, qu'il devoit prendre de deux en deux heures, dans une cuillerée de potion cordiale.

La premiere prife fut donnée à huit heures du foir, en notre préfence, & on recommanda expreffément d'ajouter toujours

les

les vingt-cinq gouttes du lilium qui étoit dans une petite bouteille féparée.

La Garde ne manqua pas d'exécuter ce qu'on lui avoit prefcrit, abandonnant en-fuite , avec les autres domeftiques qui étoient dans la chambre , le malade, comme un homme qui alloit périr d'un moment à l'autre.

Vers le minuit &-demi, & environ trois heures après avoir pris ce dernier cordial, le moribond s'écrie à haute voix, qu'on me donne du bouillon & du linge. Tous furent faifis d'épouvante, & fon Valet de chambre fut le feul qui courut à lui; il le trouva trempé dans une fueur qui avoit percé les draps & les matelas: on lui donna fur-le-champ un bouillon ; on m'envoya chercher en toute diligence, & dans cet intervalle, on le changea de linge & de lit. Je le trouvai dans un état fort tran-quille, le vifage étoit un peu allumé, les yeux vifs, le pouls bon, fans être trop élevé, la tête totalement dégagée, la cha-

X

leur du corps étoit, à la vérité, un peu forte, mais fans aucune altération, & fa langue, qui avoit été noirâtre & fort feche pendant le cours de la maladie, l'étoit beaucoup moins.

Je ne pouvois revenir de ma furprife, fur un événement aufli rapide & une crife aufli victorieufe, que je ne comprenois pas même à quoi pouvoir l'attribuer. J'envoyai prier les deux Médecins de fe rendre fans retardement auprès du malade, qui furent dans le même étonnement que moi, en le voyant dans une fituation aufli favorable, & fi oppofée à celle où il étoit lorfque nous l'avions quitté à huit heures.

On ne put apprendre des gens de la chambre, aucune circonftance ou le plus léger éclairciffement fur ce qui avoit précédé ou accompagné un changement fi prompt & fi inefpéré, lorfque je m'apperçus par hafard que la petite bouteille du lilium, qu'on avoit mife dans un gobelet pour la retenir, étoit réduite à moins de la moitié. La Garde foutint opiniâtrement qu'elle n'avoit donné tout au plus que foixante ou foixante-dix gouttes, la liqueur s'étant un peu échappée dans le temps qu'elle vouloit la verfer avec la précifion qui lui avoit été recommandée , tandis que les autres domeftiques affurerent que la cuiller étoit extrêmement pleine.

Nous jugeâmes, avec fondement, que la dofe extraordinaire de ce puiffant cordial avoit ranimé fubitement les forces prefque éteintes, fait triompher la nature des ob-ftacles à la circulation, & que c'étoit à cette fortunée méprife que le malade de-voit uniquement fon falut.

SECONDE OBSERVATION.

Un jeune homme du Nivernois , âgé d'environ quatorze ans, d'un tempérament affez délicat, Penfionnaire chez M. l'Abbé Liébault , logé au fauxbourg St. Nicolas, & chargé de l'éducation d'une nombreufe jeuneffe, fut attaqué, vers la fin du mois de Juillet, d'une fievre continue très-vive, avec un mal de tête insupportable. On me prévint, à ma premiere visite, que cet enfant s'étoit fort échauffé en folâtrant & courant avec ses camarades ; on m'ajouta même qu'on le croyoit frappé d'un coup de soleil.

Comme la fievre étoit vive, accompagnée d'une grande chaleur, je le fis saigner au bras, & ordonnai une tisane rafraîchissante, recommandant de ne lui donner qu'un bouillon très-léger pendant toute la nuit, & de lui mettre ses pieds dans l'eau.

La saignée, la boisson & le pédiluve ne diminuerent en aucune maniere l'effervescence du sang & la douleur de tête. J'étois tout déterminé à la saignée du pied, que je changeai en celle du bras, par la tension que je remarquai dans le bas-ventre, & par des douleurs qu'il y sentoit de temps à autre.

Après une boisson abondante, & plusieurs lavemens qui le détendirent un peu,

je lui donnai, le cinquieme jour, un émétique en lavage qui produifit beaucoup
d'effet, fans que cette évacuation eût dégagé la tête, ou affoibli le délire ou l'affoupiffement qu'il éprouvoit dans différens
temps de la journée & de la nuit. Il fut
purgé plufieurs fois, & toujours en deux
dofes, avec beaucoup de fuccès, prenant
tous les foirs un julep rafraîchiffant, fans
appercevoir aucun changement bien fenfible dans la violence de la maladie, &
dans les accidens qui la fuivoient.

L'état d'une fievre auffi obftinée, & fa
réfiftance à tous les remedes que j'avois pu
mettre en ufage, & qui avoient bien réuffi,
me donnoient d'autant plus d'inquiétude
fur fon événement, que je ne prévoyois
pas dans ce moment aucune iffue favorable
pour fa terminaifon, & que j'avois déjà
épuifé les reffources qui m'avoient paru les
plus convenables, fans aucune apparence
de fuccès. Je m'étois attaché d'une maniere
finguliere au jeune orphelin, indépendam-

ment de mon devoir, par la nature de fa maladie, fon caractere de douceur qui lui faifoit prendre tous les remedes & les différentes boiffons, même dans fon délire, en lui difant que je les avois ordonnés, & qu'il me demandoit conftamment à toutes mes vifites, fi je n'efpérois pas de le guérir. Je lui prodiguai auffi toutes mes attentions, & je ne manquai jamais à le vifiter trois fois par jour; à midi, dans la plus forte chaleur de l'été, quoiqu'à une diftance affez confidérable de la ville.

La nuit du 18 au 19 de fa maladie, avoit été plus agitée que toutes les précédentes, & fon délire plus continu & plus violent : lors de ma vifite du matin, fon vifage étoit fort animé, les yeux plus vifs qu'à l'ordinaire, mais un peu larmoyans; le pouls plus fort, rebondiffant, & vraiment capital, avec une chaleur plus confidérable dans tout le corps. Je vis fenfiblement tout l'appareil d'une crife prochaine & favorable ; je préfumai même qu'elle

tourneroit du côté d'une hémorragie par
le nez, ou par quelque abcès qui se feroit
jour par cette voie ou par celle des oreilles;
car la fievre ayant constamment porté à la
tête, & les embarras de ce viscere s'étant
toujours soutenus pendant son cours, avec
des redoublemens, sans pourtant des fris-
sons marqués ou irréguliers, je craignois
qu'il n'y eût quelque épanchement : je me
contentai, dans ce moment, d'ordonner
une ample boisson, & presque point de
bouillon.

A l'heure de midi, le malade étoit dans
la même situation ; mais je trouvai les cho-
ses bien changées à huit heures du soir ; il
avoit rendu sept à huit gouttes de sang par
le nez. Vers les deux heures de l'après-midi,
le pouls n'étoit pas, à beaucoup près, aussi
bon, le visage commençoit à être décoloré
& un peu bouffi, l'assoupissement avoit
succédé au délire, & la respiration étoit un
peu gênée. Je voulois lui faire appliquer
les vésicatoires, malgré la soif ardente dont

il se plaignoit de temps en temps ; mais je suspendis tout jusqu'au lendemain matin, toujours dans l'espérance de voir paroître quelque évacuation.

Je fus occupé toute la nuit du terrible état de cet enfant, & je devançai ma visite du matin, de plus de deux heures. Il étoit sur la fin de son redoublement, son pouls plus petit & plus foible, la poitrine plus embarrassée, & la tête également prise : je le jugeai perdu sans ressource, & n'ayant tout au plus qu'une journée à vivre. Accablé de ces tristes réflexions, j'examinois attentivement son pouls, & la nouvelle gêne de sa poitrine, où je crus reconnoître une espece de sifflement semblable à celui d'un bruit & d'un amas de matiere dans la poitrine, qui s'opposoit à l'expansion des vésicules du poumon, & au passage de l'air par les conduits tracheaux. Cet examen, que je continuai près d'un quart d'heure avec la plus grande attention, me détermina d'abord à lui donner un grain & demi

de

de kermès minéral dans une cuillerée de
bouillon, comme le seul remede qu'il fût
possible de tenter pour son salut : mais la
petitesse du pouls m'arrêta ; & je substituai
au kermès, deux cuillerées de suc de bourrache, où je fis dissoudre un gros de con-
fection d'hyacinthe.

Deux heures, ou environ, après ce remede, l'enfant eut une toux violente, &
un sentiment de suffocation très-pressant,
qui lui firent rendre deux ou trois crachats
fort épais & globuleux, & quelques momens après, plusieurs autres du même caractere, que je ne pus parfaitement reconnoître à ma seconde visite du matin,
quoique je l'eus devancée, ayant été mêlés
& confondus dans les linges : mais ayant
craché plusieurs fois en ma présence, je vis
sensiblement qu'ils étoient d'un jaune très-
foncé, avec quelques stries ou liquamens
blanchâtres.

La poitrine avoit gagné, par cette expectoration, une liberté surprenante : la

respiration étoit légérement embarraffée, la tête beaucoup plus libre, & le pouls meilleur à tous égards. En fufpendant toute efpece de remede, je fis feulement ajouter un peu de bourrache à fa tifane ordinaire, où on mettroit, de temps en temps, un peu de firop de guimauve, pour adoucir la petite toux qu'il avoit, & faciliter la fortie des crachats.

L'expectoration fe foutint plus ou moins abondamment pendant deux jours; mais elle fut totalement fupprimée le grand matin du troifieme, & le bas-ventre fe tendit. Je fus d'abord alarmé de ces deux nouveaux accidens; mais je penfai qu'il y avoit quelques matieres du premier fond de la maladie, qui bouillonnoient dans les entrailles, & occafionnoient cette tenfion. On lui donna un lavement qui lui fit rendre des matieres fafranées & blanchâtres, qu'on eut l'imprudence de verfer avant que je les euffe examinées : mais le ventre étant toujours météorifé, un fecond lavement pro-

cura une pareille évacuation, qui me pré-
fenta des matieres de la même nature que
celles des crachats, avec cette feule différence, que la couleur étoit beaucoup plus
fafranée, & les ftries blanchâtres en plus
grande abondance.

Lorfque le bas-ventre fut un peu dégagé,
l'expectoration recommença comme auparavant. Tous les accidens étoient diminués; mais la fievre, quoique moins forte,
& les redoublemens plus légers & moins
longs, fe foutenoient toujours. Les crachats
furent encore fupprimés au troifieme jour,
& la tenfion du bas-ventre reparut comme
ci-devant. Je n'employai que les lavemens,
qui eurent le même fuccès, en procurant
une évacuation des mêmes matieres ci-
deffus obfervées; ce qui me fit juger que la
nature accablée dans fon travail de la dépuration, n'ayant pu fe délivrer par une
feule voie, avoit divifé fes forces & partagé fes efforts dans deux différens dépar-
temens, à la poitrine & au bas-ventre,

pour emporter, d'une maniere plus douce
& moins fatigante, par cette alternative
excrétion, le levain de la fievre maligne
dont elle étoit furchargée depuis trente-fept
jours.

Les minoratifs placés de temps à autres,
& les bouillons déterſifs & balſamiques,
avec un régime convenable, conduiſirent
enfin ce jeune malade à une convaleſcence
qui fut très-longue & fort difficile.

Ces obſervations ſur les différentes criſes
qui ſe manifeſtent dans le traitement des
fievres putrides, malignes proprement dites, ou malignes épidémiques, & preſque
de toutes les maladies, démontrent d'une
maniere évidente, la variété infinie des
reſſources de la nature, la diſpoſition admirable des moyens qu'elle ſe ménage &
emploie pour les appliquer avec avantage,
& les ſuccès qu'on doit en eſpérer, lorſqu'elle eſt ſecourue dans les momens favorables; ſouvent même ſans notre ſecours
& dans le plus fort du bouleverſement gé-

néral de nos organes, & des funeftes préfages que nous croyons voir de fon entiere
défaite, elle paroît tout-à-coup victorieufe
avec les dépouilles de fon ennemi, & ra-
mene dans fon triomphe le gage affuré du
calme & du rétabliffement de nos fonctions.

F I N.

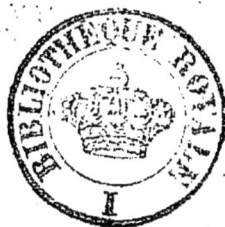